左季云◎著

古中医学堂

李寸

左季云证治实验录

山西出版传媒集团
山西科学技术出版社

U0295811

图书在版编目（CIP）数据

左季云证治实验录 / 左季云著. – 太原：山西科学技术出版社，2017.5
（2023.10 重印）
（李可古中医学堂）
 ISBN 978-7-5377-5433-0
Ⅰ. ①左… Ⅱ. ①左… Ⅲ. ①中医临床 – 经验 – 中国 – 现代 Ⅳ. ①R249.7

中国版本图书馆 CIP 数据核字（2017）第 044627 号

校注者：

赵文学	董志勇	赵立军	杨　科	曲中平	石艳芝	梁　珊	逯云飞
郭　丽	郭　洁	林爱玲	贾晓丽	郝宏亮	赵丽君	王　玲	王京京
庞亚亚	李静芳	曲晓晓	赵　婷	郭　良	王　玲		

李可古中医学堂——左季云证治实验录

出　版　人：阎文凯
策　划　人：宋　伟
著　　　者：左季云
责 任 编 辑：翟　昕
封 面 设 计：杨宇光
出 版 发 行：山西出版传媒集团·山西科学技术出版社
　　　　　　太原市建设南路 21 号　邮编：030012
编辑部电话：0351-4922134　0351-4922063
发 行 电 话：0351-4922121
经　　　销：全国新华书店
印　　　刷：山西万佳印业有限公司
开　　　本：880mm×1230mm　1/32
印　　　张：10.5
字　　　数：240 千字
版　　　次：2017 年 5 月第 1 版　　2023 年 10 月第 6 次印刷
书　　　号：ISBN 978-7-5377-5433-0
定　　　价：28.00 元
本社常年法律顾问：王葆柯
如发现印、装质量问题，影响阅读，请与发行部联系调换。

目　录

第一编 杂病辨证诊治

第一章 别症变症

伤寒本症之外有别症、有变症，别症者，其病与伤寒相类，实非伤寒是也。变症者伤寒本不当此迁延时日，或因杂药误投其病变态百出也。其症不备则必惊疑淆惑而无所措手，故备录之，庶不致临床徬徨。

第一节 藏 结

藏字指血室胞宫而言，凡男子女人皆有，乃下焦一夹室也。

一、藏结如结胸状，饮食如故，时时下利。寸脉浮，关脉小细沉紧，名曰藏结。舌上白苔滑者难治。

二、藏结无阳症，其人反静，舌上苔滑者不可攻也。

三、病胁下素有痞，连在脐旁，痛引少腹，入阴经者，此名藏结死。

（一）藏结即今人所谓缩阴症，入阴筋者，将阴筋引入于内即缩阴症是也。

（二）少腹曰阴筋，则其所谓藏结。如指胞宫勿疑。胞宫者，何乃肾肝所司，肾败阳败而始结也。

藏结与结胸，皆下后邪气乘虚入里所致，热多与阳明相结为结胸。寒多与阴相结为藏结，所现脉证皆为阴象。舌上苔滑，则上焦亦寒，全无阳象，故曰难治。曰不可攻，然犹有治法。

至素有痞疾则中气已伤，连及脐旁、少腹并入阴经，则上下俱病阴极阳竭不死何待。

第二节 冷 结

病者手足厥冷言我不结胸小腹满按之痛者，此冷结在膀胱关元也。

第三节 除 中

一、伤寒脉迟六七日，而反与黄芩汤撤其热。脉迟为寒，今与黄芩汤复除其热，腹中应冷当不能食，今反能食，此名除中必死。

二、微则为欬欬则吐逆下之，则欬止而利固不休利不休，则胸中如虫啮，粥入则出，小便不利，两胁拘急喘息为难，颈背相引臂则不仁，极寒反汗出，身冷若冰，眼睛不慧，语言不休，而谷无多入，此为除中，口虽欲言，舌不得前。

三、伤寒始发热，六日厥反，九日而利，凡厥利者当不能食，今反能食者，恐为除中。

第四节 伏 气

伏气之病以意候之，今月之内欲有伏气，假令旧有伏气，当须脉之。若脉微弱，当喉中痛，似伤寒，非喉痹也。病人云，实咽中痛，虽尔，今复欲下痢，《活人书》云，伏气之病，谓非时有暴寒中人，伏于少阴经，始不觉病，旬月乃发，脉便微弱，法先咽痛似伤寒，非咽痹之病，次必下利。始用半夏、桂枝、甘草汤主之，次用四逆汤主。此病只六日便差，古方谓之肾伤寒也。

药味及用量：炙甘草、半夏汤洗、桂心等份，每服（四钱）匕入生姜四片煎。放冷少少含咽之。

第五节　晚　发

脉阴阳俱紧，至于吐利，其脉独不解，紧去人安。若脉迟至六七日不欲食，此为晚发，水停故也。为未解，食自可者，为欲解。

一、《活人书》云：伤寒病三月，至夏为晚发。

二、温病类编云：若冬伤于寒，至夏而变为热病者，此则遇时而发，自内达表之病，俗谓晚发是也。又非暴中暑热，新病之可比。但新中暑病脉虚，晚发热病脉盛，此谓堂之论温热也。

三、归安吴氏曰：晚发者，夏受暑湿之邪，留伏于里，至秋新邪引动而发也。其证与疟疾相似，但寒热模糊，脉象沉滞，舌苔黏腻，脘痞烦闷，午后更热，天明汗解或无汗，清晨稍解，此暑湿之邪，留著于里，最难骤愈，治法不外三焦主治。

第六节　痉

一、太阳病发热无汗，反恶寒者名曰刚痉。金匮治刚痉用葛根汤，大承气汤。

二、太阳病发热汗出不恶寒者名曰柔痉。柔痉用栝蒌、桂枝汤，即桂枝汤加栝蒌（二两）。

三、太阳病发热太多因致痉。

四、太阳病发热脉沉而细者名曰痉。此言痉脉。

五、病身足寒颈项强急恶寒，时头热面赤目赤，独头摇卒口噤背反张者痉病。此言痉象。

第七节　湿

一、太阳病，关节疼痛而烦，脉沉而细者，此名湿痹之候，其人小便不利，大便反快，但当利其小便。

二、湿家之为病，一身尽痛发热身黄（色如薰黄）。此湿热在表症也。

三、湿家下之，额上汗出，微喘，小便利者死，若下利不止者亦死。

四、湿家下之，其人但头汗出，背强，欲得被覆向火若下之，早则哕或胸满，小便不利，舌上如苔者，以丹田有热，胸中有寒，渴欲得水而不能饮，则口燥烦。治宜黄连汤。胸中有寒系以舌上如苔白滑知之。

五、湿家病，身上疼痛，发热，面黄而喘，头痛鼻塞而烦，其脉大。自能饮食腹中和无病，病在头中。寒湿，故鼻塞，内药鼻中则愈。

湿证发黄区别如下：

内经所谓因于湿首如里是也，宜瓜蒂散。

（一）湿热在表：栀子檗皮汤。

（二）湿热在里：茵陈蒿汤。

（三）寒湿在里：白术附子汤。

（四）寒湿在表：麻黄加术汤。

第八节　风　湿

一、问曰：风湿相搏一身尽痛，法当汗出而解，值天阴雨不止，医云此可发汗，汗出不愈者何也？

答曰：发其汗，汗大出者，但风气去，湿气在，是故不愈也。

若治风湿者发其汗，但微微似欲汗出者，风湿俱去也。

此言治法：病者一身尽痛，发热日晡所剧者，此名风湿。此病伤于汗出当风或久伤取冷所致也。

二、风湿脉浮肢体痛重不可转侧，额上微汗不欲去被或身微肿。

第九节 湿 温

两胫逆冷，胸腹满，多汗，头目痛苦妄言，其脉阳濡而弱，阴小而急，不可发汗，治在太阴（见《活人书》）。

第十节 温 毒

冬时触冒疹毒，至春始发，肌肉发斑隐疹，如锦纹，或咳嗽心闷，但呕清汁。

第十一节 暍

一、太阳中热者暍是也，其人汗出恶寒，身热而渴也。

二、太阳中暍者，身热痛重，而脉微弱，此亦夏月伤冷水，水行皮中所致也。

三、太阳中暍者，发热恶寒身重而疼痛，其脉弦细芤迟，小便已洒洒然毛耸，手足逆冷，小有劳身即热，口开前板齿燥。若发汗，则恶寒甚加，温针则发热甚，数下之则淋甚。

第十二节　阴　毒

手足厥冷，背强，脐腹触痛，咽痛，短气，呕吐，短气下利，身如被杖，或冷汗烦渴，或指甲面气青黑，烦躁而渴，脉沉细欲绝，而一息七至，宜灸气海、丹田三二百壮，或葱熨脐中。气海在脐下一寸五分，丹田在脐下二寸。

第十三节　阳　毒

发躁狂走妄言、面赤、咽痛，身斑斑若锦纹，或下利赤黄，脉洪实滑促或舌卷焦黑，鼻中如烟煤，宜用布渍冷水搭于胸上蒸热数换（《活人书法》）。

第十四节　温　病

冬时受寒，藏于肌肤，至春而发。

第十五节　热　病

寒气至夏而发，俱与伤寒相似。

第十六节　两　感

一、太阳与少阴。
二、阳明与太阴。
三、少阳与厥阴。

第十七节　风　温

其人素伤于风，因复伤热，其脉尺寸俱浮，头疼身热，常自汗出，体重而喘，四肢不收，默默但欲眠。发汗则谵语烦躁，状若惊痫。

第十八节　温　疫

一岁之中男女老少之疾相似其状不一。

第十九节　脚　气

头痛身热肢体痛，大便秘，呕逆脚屈弱。

第二十节　多　眠

有风温症、有少阴症，有小柴胡症、有狐惑症。

第二十一节　狐　惑

状如伤寒或伤寒后变症，默默欲眠，目不能闭，不欲饮食，面乍白、乍赤、乍黑，虫食其喉为惑其声嘎，蚀其肛为狐。其咽干烂见五脏则死。当视其唇，上唇有疮，虫食其脏，下唇有疮，虫食其肛，多因下利而得湿䘌（肛虫也）之病亦相似。

第二十二节 百 合

此亦伤寒变症百脉一宗，悉致其病（百脉一宗乃肺病也。故《金匮》用百合治之）。其状欲食，复不能食，默默欲卧，复不能卧，欲行复不能行。饮食或有美时，或有恶闻臭时，如寒无寒，如热无暑，小口赤，药入口即吐，如有神灵者。

第二十三节 刺 法

古圣人治病之法，针灸为先，《灵》、《素》所论皆为针灸而设，即治伤寒亦皆用针刺，《热病篇》所载是也。

至仲景专用汤剂治伤寒尤为变化神妙，然亦有汤剂所不能愈而必用刺者。仲景亦不能舍此而为治，后人岂可不知故另考明诸穴以附于后。

尸厥之刺法：少阴脉不至，肾气微少，精血奔气促迫上入胸膈，宗气反聚血结心下，阳气退下热归阴肢与阴相动，令身不仁，此为尸厥，当刺期门巨阙（见平脉法）。

一、期门穴部位：期门二穴在第二肋端不容穴旁各一寸五分，上直两乳，足太阴厥阴维之会，举臂取之刺入四分灸五壮肝募也。

二、巨阙穴部位：巨阙一穴在鸠尾（一寸）任脉气所发，刺入六分留七呼灸五壮心募也。

三、纵刺期门：伤寒腹满谵语，寸口脉浮而紧，此肝乘脾也，名曰纵刺期门。"纵者克其所胜放纵不收也"。

四、横刺期门：伤寒发热啬啬恶寒，大渴欲饮水其腹为满，自汗出，小便利，其病欲解，此肝乘肺也，名曰横刺期门。（横者犯其所不胜横逆犯上也，刺期门皆所以泄肝之盛气，期门穴见前）。

五、刺期门：太阳与少阳并病，头项强痛或眩冒，时如结胸心下痞硬者，当刺大椎第一间肺俞肝俞慎不可发汗，发汗则谵语，脉强，五六日谵语不止刺期门。

（一）大椎一穴，在第一椎陷者中三阳督脉之会刺入五分灸九壮。

（二）肺俞二穴在第三椎下两旁各一寸五分，刺入三分留七呼灸三壮。

（三）肝俞二穴在第九椎下两旁各一寸五分，刺三分留六呼灸三壮。

六、大椎肺俞肝俞：太阳少阳并病心下硬，头项强而眩者当刺大椎，肺俞肝俞慎勿下之，阳明病下血谵语者，此为热入血室，但头汗出者刺期门，随其热而泻之漐然汗出者愈。此男子热入血室之症，妇人亦见之（见小柴胡条下）。凡治温病可刺五十九穴。

（一）内经热俞五十九头上五行，行五者以越诸阳之热逆也。

（二）大杼膺俞缺盆背俞此八者以泻胸中之热也。

（三）气街三里巨虚上下廉此八者以泻胃中之热也。

（四）云门髃骨委中髓空此八者以泻四肢之热也。

（五）五脏俞旁五此十者以泻五脏之热也。

凡此五十九穴者皆热之左右也。

第二章　类伤寒辨

凡感四时六淫之邪而病身热者，今人悉以伤寒名之，是伤寒者热病之总名也。其因于寒者自是正病。若夫因暑因湿因燥因风固六淫之兼气或非时之戾，气发为风温湿温病寒疫等证皆类伤寒耳。病热虽同，所因各异，不可概以伤寒法治之。且伤寒正病绝少类证。尤多苟不辨明未免有毫厘千里之差准绳独以类证并诸首亦以辨证为先务也，用仿其意首列类证。

一、伤寒：自霜降以后天气寒凝感之而病者伤寒也。

二、冬温：霜降以后，当寒不寒，乃有非节温暖，因而衣被单薄以致感寒而病者曰冬温。

三、温病：春时天道和暖，有人壮热口渴而不恶寒者温病也，以辛温药汗之则坏矣。

温病者冬月伏寒化热至者而发，所谓春时阳气发于冬时伏寒者是也。

若天冷尚寒，冰雪未解，感寒而病者，亦伤寒也。

四、风温：风温者，温病而兼新风发汗己则风气而温气发故身灼热也。头痛身热与伤寒同而脉尺寸俱浮，自汗出身重默默但欲眠，鼻鼾语言杂出、四肢不收者，风温也，不可发汗。

五、热病：夏至以后时令炎热，有人壮热，身痛烦渴而不恶寒者，热病也。热病与中暑相似，但热病脉盛，中暑脉虚。

六、暑病：太阳中热暍是也，发热恶寒，身重而疼痛，汗出而渴，脉弦细芤迟或微弱，暑病也。

七、霍乱：病呕吐而痢，腹痛汗出，恶寒发热或吐或利而头痛发热者霍乱也。

凡中风中暑、中气中毒中恶、霍乱一切猝暴之病，用姜汁与童便服，并可解散盖下气、开痰，更假童便以降火也。

八、寒疫：三月以后八月以前，天道或有非时暴寒感之，而病者时行寒疫也。（此寒疫亦伤寒也，不得以正疫治之）。

九、痉病：身热足寒颈项强急，恶寒时头热面赤目肿赤，独头动摇卒口噤背反张者，痉病也。

太阳病发热无汗反恶寒者为刚痉，发热汗出不恶寒者为柔痉。

十、湿温：夏月有病头目痛谵语多汗，身不甚热，两胫逆冷，四肢沉重，胸腹满而渴者，湿温也。其人常伤于湿因而中暑，湿热相搏故发此病，不可发汗。

尤氏云，湿温者，温气而兼湿邪，湿能生温，温亦生湿也。

十一、湿痹：太阳病关节疼痛而烦，脉沉而细者此名湿痹，其候小便不利。

十二、风湿：病者一身尽疼痛，发热日晡剧，脉浮虚而涩，额上微汗，恶风不欲去衣或四肢浮肿，此风湿也，不可大发汗，若汗大出者风去湿不去，但令微微似欲汗出者风湿俱去也。

【附】胃胀脾胀辨：凡饱食伤胃而胀，宜消导之。脾虚不能消食而胀，宜补之，以助其转化。医者不察乃一下再下，致腹大无纹，脐突，背脾肾皆伤，不死何待。

以上十一证同伤寒施治。

胃实心肾不交与脾虚心肾不交办。

张仲景：因胃实致心肾不交用承气汤下之。用和因脾虚致心肾不交制归脾汤补之，皆是黄婆牵合之意。

（一）伤食：头痛发热，与伤寒同，而身不痛，右关短滑，左脉和平者，伤食也。中脘必痞闷。亦有停食兼感寒者，人迎气口脉俱大。

冷庐医话云：伤食者往往发热口渴，有似外感，辨之之法以皮硝二钱用纸（纸须厚而坚）包固，缚置胃脘，静卧数刻，启纸视之，皮硝若湿便是伤食，伤之轻者，此亦可以硝化，伤之重者其湿必更甚，乃服消食药可也。

前证医案：彭道明妻病中食羊胎二碗，致患伤食，予以皮硝置胃之法辨之，湿纸数张甚效。

食积发热及夜发烦，其状手足心腹热胸满，哕呃，大便不调，日晡及夜发烦。宜枳壳、厚朴、大黄消去之则不壅热矣。勿谓虚人无实证也。

（二）痰：憎寒发热，恶风自汗，胸满气上冲，咽不得息，与伤寒相似，而头不痛或时痛时止，其脉紧而不大者，痰也。痰在上焦则寸口脉沉、滑或沉伏，痰在中焦，则右关脉滑大，有气郁则沉而滑，夹食则短而滑，凡脉弦滑者，有痰饮，偏弦者主饮，沉弦者有悬饮内痛。

热证见白润苔者，亦痰盛于中，潮气上蒸也。

1. 验痰法：寒痰清、湿痰白、风痰咸（外感）、热痰黄、火痰绿、食痰黏、酒痰秽、惊痰结、郁痰浊、虚痰薄、风痰涎（胆风）、老痰胶、顽痰韧、结痰闷。

总之新而轻者痰色清白稀薄，久而重者痰色黄浊稠黏甚至胶韧凝结。咳咯难出渐成秽气，变黑带红，则为阴虚火痰，朝凉夜热。

白痰非尽属寒，何西池云：辨痰之法，古人以黄稠者为热，稀白者为寒，此特言其大概而不可泥也。

以外感言之伤风咳嗽，痰随嗽出频数而多，色皆稀白，误作寒治，多致困顿。

盖火盛壅逼频，咳频出停留不久故未至于黄稠耳。

迨火衰气平咳嗽渐息痰之出者半日一口反黄而稠绿，火不上壅痰得久留，受其煎炼使然耳。

故黄稠之痰火气尚缓而微，稀白之痰火气反急而盛也。

此当用辛凉解散而不宜于温热者，推之内伤亦然。孰谓稀白之痰必属于寒哉。

总须临证细审，更参以脉，自可见也。绿痰且臭案（见后）。

肾水上泛为痰，嗽出如沫而味咸，宜八味地黄，温补肾气，为君，去丹皮恐辛散肺气，臣以紫石英温纳肾气，又理虚元鉴载粗工每以陈皮朴枳治痰之标，不知痰薄而白其味多咸者，此乃肾水上泛化而为痰，但于清金剂中加牛膝、车前导水下行，上安其位，金水平调，天地清肃，则不治痰而痰自治矣。

2. 痰之脉象：痰在上部，寸口脉浮滑，痰在中部，右关脉滑大，痰在下部，尺部洪滑。

3. 治法：或胸满气粗，语出无伦，此夹痰如见祟，加苏子、枳实、芩连、栝蒌、贝母、桔梗、山栀、前胡，姜汁调，晨研温服。

蒌仁——主老痰为润肺利膈之品。

芥子——主结痰为宽胸行肋之品。

苏子——主郁痰为利膈定喘之品。

常山——主积痰为截疟散邪之品。

竹茹——主热痰为凉膈宁神之品。

竹沥——主火痰为导热补阴之品。

姜汁——主行痰为通络宣壅之品。

海石——主豁痰为软坚消结之品。

皂荚——主搜痰为祛浊稀涎之品。

橘红——主诸痰为利气化滞之品。

贝母——主虚痰为清热开郁之品（此药开郁二字最重）。

半夏——主湿痰为燥脾逐寒之品。

花粉——主热痰为止渴生津之品。

（三）脚气：发热憎寒，头痛、肢节痛、呕恶与伤寒相似而痛起自脚，脚膝肿痛，两胫肿满或枯细，大便坚者，脚气也。

（四）诸痈证脉：

1. 内痈：脉浮数发热，洒淅恶寒若有痛处，饮食如常者，内痈也。

2. 肺痈：胸中隐隐痛振寒，脉数，咽干不渴，口中咳时出浊唾腥臭，久而吐脓者，肺痈也。

3. 肠痈：小腹重，皮急，按之痛，便数如淋，久必便脓血，时时汗出复恶寒，脉滑而数者，肠痈也。

小腹两旁属肝，居中为冲脉。左脚不能举动，是其征也，俗名缩脚肠痈，脉大而数，右尺为甚，令人按腹，手不可近。

腹内隐痛，小便如淋，皮肤错纵，而脉滑数，脉滑数则脓已成。

治法：宜荣卫返魂汤，加金银花为君。或薏苡仁、栝蒌各三钱、丹皮、桃仁各三钱。

（五）虚烦：烦热与伤寒相似而脉不浮紧，头痛而身不痛。不恶寒，或烦时头亦痛，烦止而痛止者虚烦也。

（六）蓄血：发热如伤寒，而其人有所从高坠下，跌扑损伤或盛怒叫呼或强力负荷，无何而病，小便自利，口不甚渴，按胸肋脐腹间有痛处，或手不可近者，蓄血也。

（七）黄耳：发热恶寒，脊强背直，似有痉状，耳中策策作痛者，黄耳也。此乃太阳风入肾经。

1.内治：以荆防败毒散加蝉蜕、黄芩、赤芍、紫荆皮。

寒邪重者，以小续命汤加白附、天虫、天麻。

2.外治：法用苦参磨水滴耳中。

一耳红肿，用葱汁滴耳中甚效。出疡科选粹。

（八）赤胸：发热恶寒，头痛似伤寒，而胸膈赤肿疼痛者，赤胸也。属少阳风热。

1.内治：以荆防败毒散加芩连、栝蒌、元参、赤芍、升麻、紫荆皮。德按紫荆皮苦平，花梗功同，活血行气，消肿解毒，治妇人血气疼痛，经水凝涩。大便燥实加大黄。

2.外治：用三棱针刺其血，则肿消痛止矣。

以上八证不同伤寒施治。

按伤寒类证虽多，唯温热关于伤寒为尤重，以今之伤寒大半属于温热也。且治法不侔，试别如下：

1.伤寒入足经而温邪兼入手经。

2.伤寒宜表，而温邪忌汗。

3.伤寒药宜辛温，而温邪药宜辛凉。

苟不明辨必有误治，兹特以温热立论，而以温热之法为正治焉。

（九）实邪：按缪仲醇论伤寒温疫痈疽痘疹疟疾诸病皆由实邪所发，自里发出于表者吉，由表陷入于里者凶，试分论于下：

1.伤寒温疫：论曰伤寒温疫初发邪在于表，必头痛身热，病属三阳，即于此时急表散之。

（1）冬月即病宜用辛温、辛热以汗之。

（2）春温夏热宜用辛凉、辛寒、甘寒以汗之，汗后身凉脉静，无所伤犯，病不复作而愈。

（3）如投药濡滞，或病重药轻不散之于表，致邪热内结，病属三阴，须下乃愈。内虚之人不胜下药多致危殆。

（4）又有少阴咽痛等证，则又不宜于下，或成狐惑虫食肛门种种杂治之证，皆失于不早散故也。

2. 痈疽：痈疽皆由荣家实热气逆所结，急宜凉血、活血散结，解毒大剂连进，内外夹攻，务使消散，即势大毒盛一时不能散尽亦必十消七八，纵使溃脓保无大害，若失于救治，使热毒内攻其膜必坏，则神人不能救矣。

3. 痘疮：痘疮之害多在血热，解于一二日内者十全八九，若迟则热毒内攻，陷入于里，肠胃当之必致大便作泄，乳食不化或神昏，闷乱，便闭腹胀，则十不救一，除是禀受虚寒方堪补托，济以温热可救危急。

4. 疹：若夫疹家便须速用辛寒、甘寒、苦寒之剂，清凉发散十不失一。假令病重药轻或治疗后期或误投温热则邪热内攻，烦躁闷乱不可救药矣。

5. 疟：疟本暑邪，法当解肌。

若元气先虚之人，脾胃薄弱，误投破气消食克伐之药。则中气愈虚，邪反内陷，必便脓血，治或失宜多成腹胀，驯至不救，往往而是。

以上之五证皆须急治，要以自里达表者吉，自表陷里者凶，故药宜解散通利，最忌收涩破气及诸温补，其关乎死生者最大，故特表而出之。

第三章 望 诊

第一节 察形气

东垣曰：病来潮作之时，精神增添者是为病气有余，若精神困乏是为病气不足。不问形气有余不足，只取病气有余不足也。

夫形气者形盛为有余，消瘦为不足。察口鼻中气劳役如故，为气有余。若喘息气促、气短或不足以息为不足。当泻当补全不在此，只在病势潮作之时精神困弱，语言无力，懒语者急补之。

林慎庵曰：按东垣言虽如此，然予常见伤寒热病，热甚者则热伤气亦必精神困倦，语言无力，问之不答，此大实有羸状也，然必有大实热之脉证呈见方是实证。东垣所云：亦必有虚寒之证脉可参，故审形气又当以脉证合现方得真实病情也。

第二节　形

形体充大而皮肤宽缓者寿，形体充大而皮肤紧急者夭。

第三节　气

血实气虚则肥，气实血虚则瘦，肥者能寒不能热，瘦者能热不能寒（能读耐）。

第四节　形脉合参

形涩而脉滑，形大脉小，形小脉大，形长脉短，形短脉长，形滑脉涩，肥人脉细小，轻虚如丝，羸人脉躁俱凶。

第五节　神关生死

经曰：得神者昌，失神者亡，善乎神之为义，此死生之本，不可不察也。

第六节　生死在脉之有神无神

以脉言之则脉贵有神，脉法曰：脉中有力即为有神，夫有力者非强健之谓，谓中和之力也。

大抵有力不失和缓，柔软中不失有力，此方是脉中之神，若其不及即微弱脱绝之无力也，若其太过即弦强真藏之有力也，二者均属无神皆危兆也。

第七节　生死在形之有神无神

以形证言之，则目光精彩，言语清亮，神思不乱，肌肉不削，气息如常，大小便不脱，若此者，虽其脉有可疑，尚无忧虑，以其形之神在也。

若目暗睛迷，形羸色败，喘急异常，泄泻不已或通身大肉已脱，或两手寻衣摸床，或无邪而言语失伦，或无病而虚中见鬼，或痛胀满而补泻皆不可施，或病寒热而温凉皆不可用，或忽然暴病即沉迷烦躁、昏不知人，或一时卒倒即眼闭口开手撒遗尿，若此者虽其脉无凶候必死无疑，以其形之神去也。

再以治法言之，凡药食入胃所以能胜邪者，必须胃气施布药力始能温吐汗下以逐其邪。若邪气胜，胃气竭者，汤药纵下胃气不能施化，虽有神丹其将奈之何哉。

所以有用寒不寒用热不热者，有发其汗而表不应行其滞而里不应者，有虚不受补，实不可攻者，有药食不能下咽或下咽即呕者，若此者呼之不应，遣之不动，此脏气元神尽失，无可得而使也。

是又在脉证之外亦死无疑者，虽然脉证之神若尽乎此，然有脉重证轻而知其可生者，有脉轻证重而知其必死者，此取证不取脉也。有证重脉轻而必其可生者，有证轻脉重而谓其必死者，此取脉不取证也。取舍疑似之间自有一种玄妙也。

第八节　察五官

灵枢五阅五使篇曰：鼻者肺之官也，目者肝之官也，口唇者脾之官也，舌者心之官也，耳者肾之官也。

一、肺病喘息鼻张。

二、肝病者眦青。

三、脾病者唇黄。

四、心病者舌卷短颧赤。

五、肾病者颧与颜黑。

第九节　部分内应五脏

一、天庭（阙上至发际）：候头面。

二、阙上（印堂之上名曰阙上）：候咽喉。

三、阙中（两眉之间谓之印堂）：候肺疾。

四、山根（两目之间在肺之下部）：候心疾。

五、年寿（即鼻柱）：候肝疾。

六、年寿两旁：（年寿左右）：候胆疾。

七、鼻端（即准头鼻孔）：候脾疾。

八、鼻孔（即方上）：候胃疾。

九、两颊（耳前之下）：候肾疾。

与腰脐对故又候腰脐疾。

十、两颧（颊内高骨）：候大肠疾。

十一、颧内（即两颧之内）：候小府疾，小府谓小肠之府。

十二、面王（准头下至于颏皆谓面王，面王者即人中承浆之部）：候子处膀胱疾。

十三、当颧（当两颧骨之部）：候肩疾。

十四、颧外（颧骨之外）：候臂疾。

十五、颧外下（颧外之下）：候手部疾。

十六、根傍（山根两傍目内眦）：候膺乳疾。

十七、绳上（颊外从颊骨上引回绳骨）：候背疾。

十八、牙车颊外（从颊骨下引曰牙车骨）：候股下膝胫足部疾。

第十节　面部证候

左腮为肝，右腮为肺，额上为心，鼻为脾，颏（音骇，颐下曰颏）为肾。

第十一节　望五色

（一）肝青；（二）肺白；（三）心赤；（四）脾黄；（五）肾黑。

第十二节　五色见于面以审生死

脉要精微论曰：赤欲如帛裹朱不欲，如赭白欲、如鹅羽不欲、如盐青欲、如苍壁之泽不欲、如蓝黄欲、如罗裹雄黄不欲、如黄土黑欲、如重漆色不欲。如地苍又五脏生成篇曰：青如翠羽者生、赤如鸡冠者生、黄如蟹腹者生、白如豕膏者生、黑如乌羽者生，此五色之见生也（以其鲜明润泽也）。

五脏之气色见青如草兹者死、黄如枳实者死、黑如煤炱者死、赤如衄血者死、白如枯骨者死。此五色之见死也（谓之枯涩无神气也）。

潘硕甫曰：夫气由脏发色随气，华如青黄赤白黑者也，如鹅羽苍壁翠羽鸡冠等类或有鲜明外露，或有光润内含者气也。气至而后色彰，故曰：欲曰生。若如赭盐黄土滋枳实等类或晦暗不泽或悴槁不荣败色已呈气欲何有。故曰不欲且曰死，由此观之则色与气不可须臾离也。

然而外露者不如内含，内含则气藏，外露则气泄，亦尤脉之弦钩毛石欲，其微不欲其甚，如经云以缟裹者正取五色之微见方是五藏之外荣，否则过于彰露与弦毛石之独见而无胃气，名曰：真藏者何以异乎。

第十三节　五色兼见面部之证候

（一）风则面青；（二）火则面赤；（三）躁则面枯；（四）湿则面黄；（五）寒则面黑；（六）虚则面白；（七）面黑阴寒；（八）面赤阳热；（九）青黑兼见为风为寒为痛相值；（十）黄白兼见为虚为气再者为湿；（十一）青白兼见为虚为风为痛三者。

第十四节　五色外见面部以审虚实生死

灵枢经曰：诸阳之会皆在于面，故面统属诸阳。

中藏经曰：胃热则面赤如醉人。

慎庵曰：按此乃足阳明胃经实热之证方有此候，然有在经在腑之分。

外候再见身蒸热汗大泄，口大渴，鼻燥唇干，齿无津液，脉必洪大而长浮缓浮洪而数，此在经热邪，当用白虎汤治之。

若面热而赤甚，短气，腹满而喘，潮热，手足濈然汗出，兼见痞满燥实坚硬拒按之证，脉不浮而反沉实沉数，此热结在中，为阳明腑证当下之，看热邪浅深三承气选用可也。

然胃中实热面亦发赤第赤与热甚微隐见，不若前经府之实热常赤不减并无外证之，可察为异耳即外有身热亦微不若，前实证之炎歊也。脉浮濡而短弱，按之不鼓指。四君六君选用治之。

凡一切杂证，虚热面赤亦必用此消息之自能无误，观面赤一证有表里虚实，戴阳上下寒热之不同，不可不细为深察而明辨也。

面白：凡肥人面白肌白，每气，虚多湿，有痰属湿证。

第十五节 面部证

一、面热：面热者，足阳明病，脉经云阳明气盛有余则身以前皆热。

（一）治法：用调胃汤一钱、黄连一钱、犀角一钱。次用升麻加黄连汤。

（二）药味及用量：升麻、葛根各一钱，白芷七分，连芩（酒制）各四分，炙甘草、白芍各五分，川芎、生犀末各三分，芥穗、荷叶各二分，黄芪七分。

二、面寒　经云：气不足则身以前皆寒慄。

（一）治法：先用附子理中丸。

次用升麻汤加附子行其经络。

（二）药味及用量：升麻、葛根各一钱，黄芪、白芷各七分，炙甘草、豆蔻仁、人参各五分，黑附子泡七分，益智仁三分，连须葱白同煎。

第十六节 面黯黑

面苍：痰人面苍肌黄赤，每血虚有火，有痰属燥痰。

阳明之脉客于面，火盛血被煎耗则黑黯，僵蚕辛通阳明血脉故治黑黚。

面发麻：

窦材曰：妇人产后发昏两目涩，面上发麻，牙关紧急，此胃气闭也。亦曰肝气上逆，胃气结而成厥，胃脉挟口环唇出于齿缝故见此证，令灸中脘五十壮即日愈。

原注若产后血厥食公白微汤。

面鼻得冷则黑，见格致余论（东垣）。

第十七节　望外感久病

一、外感不妨滞浊。

二、久病忌呈鲜明。

三、黄色见面不枯槁不浮泽为欲愈，暗淡者病从内生，紫浊者邪自外来，郁多憔悴，病久瘦黄，山根明亮，须知欲愈之病，环口黑黡休医已绝之肾。

第十八节　面垢与面肿治法

一、面垢均主白虎汤。如昔张家修、张森楷面俱色垢是。

二、温证面肿。此乃阳明风热，俗名捻头瘟。当按头肿条内表里诸方，如葛根、桔梗、牛蒡、防风、元参。痈脓发颐不在此例。

第十九节　验虫臌症法

一、面上淡黄之中有红点与红纹者是。

二、未饮作痛者是。

第二十节　望　舌

一、舌色光亮如镜，神色萎颓，齿枯唇焦，津干液涸，不治。

二、如舌镜面不至萎颓，此系脾经湿痰蒙蔽，未可断为死胎。

伏邪夹湿之舌苔：伏邪夹湿初起舌上白苔即厚而不薄、腻而不厚，或粗如积粉，或色兼淡黄，迨传胃化火与糟粕相搏，方由白而黄，而燥，而黑。

暑湿温湿之邪之舌苔：暑湿，温湿之邪，其舌苔多黄白混合，似黄似白，或黄腻或灰黄，而皆不燥，此等舌苔即有下证或大便不爽，宜缓之下，以舌苔不燥。

有苔至黑而不燥者，或黄黑苔中有一二条白者，或舌前虽燥、舌根苔白厚者，皆夹湿夹痰饮之象。

风湿伤表，苔多滑白不厚。寒湿伤里，苔多腻白而厚。

第二十一节　察舌部

五法云：舌者，心之窍也。脏腑有病必见之于舌，若津液如常，此邪在表而未传里也。

见白苔而滑者，邪在半表半里之间，未深入于腑也。见黄苔而干燥者，胃腑热甚而薰灼也，当下之；见舌上黑刺裂破及津液枯涸而干燥者，邪热已极，病势危甚，乃肾水克心也，急大下之，十可一生。至于舌上青黑，以手摸之，无芒刺而津润者，此直中寒证也。急投干姜、附子，误以为热，必危殆矣。是舌黑者，又不可概以热论也。

第二十二节　诊舌之变态

望者不仅望其面色也，五官须发，并宜审也，而舌本苔色尤为至要，此古人未发之奥，王氏准绳，张氏医通，叶氏温热论诸书，皆宜熟读。更有诸书所未发言者如下：

一、淡白舌苔，亦有热症。

二、黄厚满苔，亦有寒证。

三、舌绛无津，亦有痰证。

当以脉证便溺参勘自得。

四、若灯下看黄苔，每成白色，谚曰：灯下黄金似白银是也。

五、白苔啖酸物，能染为黑，均不可不知。

六、凡危难大症虽吐出之痰血，接出之便溺，亦当令病家取至庭中，望其色而审之，不可嫌秽，庶无伪传误听之弊。

七、治小儿则审三关为要。

八、白苔食橄榄即黑，食枇杷即黄者，名染苔，抹之即去。

九、万病回春云：舌青紫者是阴寒也，舌赤紫者是阳毒也。

第二十三节　察鼻部

五法云：若伤寒鼻孔干燥者，乃邪热入于阳明肌肉之中，久之必将衄血也；鼻孔干燥黑如烟煤者，阳毒热深也；鼻孔出冷气滑而黑者，阴毒冷极也；鼻鸣鼾睡者，风温也；鼻塞浊涕者，风热也。

若病中见鼻煽张，为肺绝不治。一云：鼻孔煽张为肺风。

慎庵云：按鼻煽有虚实新久之分，不可概为肺绝也。若初病即鼻煽，多有邪热风火，壅塞肺气使然，实热居多。若久病鼻煽喘汗。是为肺绝不治。

鼻孔煽张：鼻孔煽张有三：

（一）疫壅于肺，气咄有声，喘咳胸满不渴，宜瓜蒌、贝母、桑皮、苏子泻肺，肺气通自愈。

（二）郁热于肺，气出入多热，有微表束其郁热，古人独主越婢汤，盖散其外束，清其内郁也，用于温证中，以葛根换麻黄，或葛根、黄芩、黄连汤亦可。

（三）肾气虚而上逆，出入皆微，多犯此证，必得之屡经汗下，或兼多汗，心悸，耳聋，急宜大剂六味合生脉散加牛膝、枸杞，或百中救得一二。见《世补参广温热论》。

鼻孔干：温证鼻孔干有四：

（一）风热则鼻鸣，荆芥、葛根、薄荷为主。

（二）阳明经热则烦躁，葛根、石膏为主。

（三）胃腑热证则大渴，舌黄，三黄、石膏为主。

（四）亡津液而肺燥，麦冬、生地、五味为主。

大抵由上二者十之五六，由下二者十之二三，非谓大热而鼻孔反不干也。以烦渴大证见则不觉鼻孔之干与否耳。

见《广温热论》

江应宿治一人鼻塞气不通利，浊涕稠黏，屡药不效，已经三年，其脉两寸浮数，曰此火郁也。患者曰，向作脑寒主治，子何悬绝。经云：诸气郁皆属于肺，越人云肺热甚则出涕，乃热郁滞气壅塞不通也，投以升阳散火汤数剂，而病如央。

第二十四节　鼻主寿夭说

经络全书云：其在小儿面部谓之明堂。灵枢经曰：脉见于气、口色见于明堂，明堂者鼻也。明堂广大者寿，小者殆况加疾哉。

按此语即相家贵隆准之说，然须视其面部何如耳，常见明堂虽小，与面部相称者寿可八十，不可执一论也。

第二十五节　鼻主病之起色

一、病人鼻头明、山根亮、目眦黄起色。

二、鼻如烟煤。温证鼻如烟煤者，邪热燥热也。

由鼻孔干而来，急当清下，少缓则肺胃枯绝矣，三承气合白虎汤，或小陷胸加犀角，或三黄石膏加青黛，视其兼证择而用之。

第二十六节 鼻以候证

鼻光赤，肺热病。

一、鼻头微黑，为有水气。

二、色见黄者，胸上有寒。

三、色白亡血（属气虚）。

四、微赤非时见见之者死。

五、鼻头色黄，小便必难。（鼻头黄者，又主胸中有寒，寒则水谷不进，故主小便难也）。

六、余处无恙，鼻尖青黄，其人必淋。

七、鼻青腹痛，苦冷者死。

八、鼻孔忽仰，可决短期。

九、鼻色枯槁，死亡将至。

十、鼻冷连颐，十无一生。（鼻者属上，而为肺气之所出入，肺胃之神机已绝，故枯槁而冷，安能活乎）。

十一、色赤属肺热。

十二、色鲜明者有留饮。

十三、鼻孔癣胀者属肺热有风。

乔岳曰：肺绝则无涕，鼻孔黑燥，肝逆乘之，而色青，鼻塞，涕流清者邪未解也。痰清、涕清寒未去也，痰胶，鼻塞火之来也。

十四、鼻流浊涕者，属风热也。

十五、鼻流清涕者，属肺寒也。

鼻孔燥如烟煤为阳毒热极。

第二十七节　望鼻之生死

喻嘉言曰：仲景出精微一法，其要在中央鼻准，母亦以鼻准在天为镇星。在地为中狱，木金水火四脏，病气必归于中土耶，其谓鼻头色青，腹中痛苦冷者死，此一语独刊千古。

盖厥阴肝木之青色，挟肾水之寒威，上征于鼻，下征于腹，是为暴病，顷之亡阳而死矣。

谓设微赤非时者死，火之色归于土，何遽主死，然非其时而有其气。则火非生土之火，乃克金之火又主脏躁而死矣。

第二十八节　鼻痒心辣阴虚伏热之医案

尤在泾治某鼻痒心辣大便下血，形瘦，脉小而数已经数年。

黄芩、阿胶、白芍、炙甘草。

柳宝诒云：按此阴虚而有伏热之证方特精简。

第二十九节　鼻准有汗

鼻准有汗气短多属胃伤，肝木乘逆非上焦表病。

前证医案：叶天士治胡氏经后寒热气冲欲呕，忽又如饥仍不能食，视其鼻准上有汗气短，多药胃伤，肝木升逆非上焦表病。

炙甘草、小生地、芝麻仁、阿胶、麦冬、白芍、牡蛎。

第三十节　察唇部之色

《万病回春》云：唇口喉肿赤者热极也，唇口俱青黑者寒极也。

一、赤肿为热；二、青黑为阴寒；三、鲜红为阴虚火旺；四、淡白为气虚。

第三十一节　诊唇之五法

五法云：唇者，肌肉之本，脾之华也。故视其唇之色泽，可以知病之浅深。干而焦者，为在肌肉。焦而红者吉，焦而黑者凶。唇目俱赤肿者，肌肉热甚也，唇口俱青黑者冷极也。

第三十二节　唇之候证

中藏经曰：胃中热则唇黑，唇色紫者胃气虚寒也。

玄珠曰：上下唇皆赤者，心热也，上唇赤、下唇白者肾虚而心火不降也。

钱仲阳曰：肺主唇白，白而泽者吉，白如枯骨者死。唇白当补肺，盖脾者肺之母也。母子皆虚，不能相荣，是名曰怯，故当补，若深红色，则当散肺虚热。

第三十三节　唇之死证

一、脉鉴云：久病唇红定难疗。

二、病人唇肿齿焦者死。

三、病人唇青人中反三日死。

四、唇青体冷及遗尿，背向饮食四日死。

五、唇口舌苔断纹者难治。

六、唇青舌捲者死。

七、唇吻色青者死。

八、环口黧黑者死。

第三十四节　诊唇色各法

一、脾气通口，其华在唇，如水侮土，则黑色见唇。

治法：如葛根、升麻、防风、白芷、黄芪、人参、甘草、芍药、苍术、姜枣等药可用。

二、唇青额黑系肾水胜心火。

治法：五味异功散加木香炮姜。

三、唇焦为食积。此言乃伤寒大白所云，诸书不载，可云高出千古。王旭高治某素有肝胃病，适挟湿温，七日汗解，八日复热，舌灰唇焦，极口渴欲得热饮，右脉洪大数疾，左亦弦数，脘中仍痛，经事适来，静思其故，假令肝胃病，木来乘土，气郁而痛，若不挟邪断无如此大热，又大便坚硬而黑，是肠胃有实热，所谓燥屎也。考胃气痛门无燥屎证，唯瘀血痛门有便血，而此证无发狂妄喜之状，又断非蓄血也。渴喜热饮疑其有寒似矣。不知湿与热合，热处湿中，湿居热外必饮热汤，而湿乃开胸中乃快与真寒假热不同，再合脉与唇观之，其属湿温夹积无疑。

治法：豆豉、郁金、延胡、山栀、香附、瓜蒌皮、连翘、赤苓、竹茹。外用葱头十四个，盐一小杯炒热熨痛处。

原注病本湿温挟食交候战汗而解，少顷复热，为一忌汗出而脉躁疾者又一忌。适值经来恐热邪陷入血室，从此滋变亦一忌，故用豆豉以解肌里者以里，一宣一泄祛表里之客邪，延胡索通血中气滞，气中血滞，兼治上下诸痛，郁金苦泄以散肝郁，香附辛散以利诸气，二味合治妇人经脉之逆，行即可杜热入血室之大患。瓜蒌通腑，赤苓利湿，加竹茹、连翘一以开胃气之郁，一以治上焦之烦，外用葱盐热熨即古人摩按方法相赞成功。治云按此等症最易混淆案语层层搜剥，可谓明辨以晰，唯既见挟积，方中似应加用枳实、山楂。此证汗解复热，凡伏气发温逐层外出之证往往有此，不必疑其别有他邪也。用药两疏表里大致亦合。唯既见舌灰唇焦，则中焦有浊积，无疑疏里之药尚宜加重，倘苔灰而燥即大黄亦可用也。

四、上唇白点虫蚀上部，下唇白点虫蚀下部。

五、脾之死色，唇之四白青如马牙，木克土也。

六、唇肿用紫雪搽，橄榄核磨涂肿处。

七、凡心腹痛而唇红吐白沫者多属虫证。

八、凡腹痛者，唇色必淡，不能嗜食。若腹痛而唇红好啖者皆属虫。

九、唇有白点系虫蚀肺。

治法：獭肝治之。

十、红唇上起黑斑，譬如木朽而生菌，死期在半年。

十一、唇热属脾。

前证医案：尤在泾治某遗精无梦，小劳即发，饥不能食，食多即胀，面白唇热，小便黄赤。此脾家湿热，流入肾中为遗精，不当徒用补涩之药，恐积热日增，致滋他族。萆薢、砂仁、茯苓、牡蛎、白术、黄柏、炙甘草、山药、生地、猪苓。

柳宝诒云：按此等证早服补涩每多愈服愈甚者，先生此案可谓大声疾呼。

再诊：服药后遗精已止，唇热不除，脾家尚有余热故也。

前方去砂仁、黄柏，加川连、苦参。

柳宝诒云：按唇热属脾。

十二、脾病者，唇黄。

十三、唇口燥烈者，是脾热。脾热者，唇枯。脾绝者，唇缩。

第三十五节　察口部

五法云：口燥咽干者肾热也。口噤难言者风痉也。若病重见唇口捲，环口黧黑，口张气直或如鱼口不能复闭，若头摇不止气出不反者皆不治也。

第三十六节　诊口部各法

一、口不仁，不知味也，主白虎汤。

口甜吐浊涎沫，苔白厚黏腻为脾瘅，乃脾胃湿热气聚，与谷气相搏，满而上溢，宜加减正气散，加醒头草、神曲。

二、口甜者为脾热湿热，当用蔻、滑、通草芳淡而化之。

《万病回春》云：口甜亦主肝热。甘性缓，肥性腻，过郁致有口甘内热中满之患，故云治之以兰除陈气也。

口甜治案：某无形气伤，热邪蕴结，不饥不食，岂血分腻滞，可投，口甘一证，内经称为脾瘅。中焦困不运可知。川连、淡黄芩、人参、枳实、淡干姜、生白芍。其口甜是脾胃伏热未清，宜用温胆汤法。川连、山栀、人参、枳实、花粉、丹皮、橘红、竹茹、生姜。

三、病泻口中生疮，脾虚热，宜调元气。

四、阳明病渴欲饮水，口噤舌干，白虎加人参汤，咽干不可汗。

五、小肠实则热，热则口疮。

六、膀胱移热于小肠，膈肠不便，上为口糜，口生疮而糜烂也。

七、凡病唇口疮者，邪之出也。

八、凡疟久环口生疮者，邪将解而火邪外散也。

九、口苦是胆热也。

十、舌干口燥者是胃热也。

第三十七节 口之死候

一、五色口边绕巡死。

二、恶候相侵命必亡。

三、产母口边有白色，近期七五日中间。

四、口角白干病将至。

第三十八节 治口部药味

一、青葙苦微寒，治唇口青者以其苦入心也。心属火，火乃肝之子，脾之母，脾开窍于口，青者乃肝木之邪来克脾土，肝实则泻其子。

二、紫苏叶治口臭

按验舌齿尤当验口唇，盖脾开窍于口，胃脉出挟口，下交承浆，大肠出挟口，交人中，是以上唇属大肠，下唇属胃，然脾之荣华在唇四白（唇之四隅，白肉也）。胃脉环唇，肝脉环唇，内唇者脾胃肝三经所主，验脏腑之虚实寒热最得。

注：唇四隅、四隅、即唇之白肉。

第三十九节　诊　齿

齿者肾之标、骨之余也，属乎肾也。各症现状如下：

上下龈皆属阳明，凡患牙病者皆牙龈作痛，故用药不外阳明与少阴也。

一、齿燥无津液者，是阳明热极。

二、前板齿燥兼脉虚者，是中暑。又湿热薰蒸，而前板齿燥，口开前板燥者，里有热也。

三、齿如热者难治。

四、齿若光燥如石者胃热甚也。若无汗恶寒，卫偏胜也。辛凉泄卫透汗为要。

五、齿若如枯骨者肾液枯也，为难治。

六、齿若上半截润，水不上承，心火上炎也，急急清心救水，俟枯处转危为安。

七、若鲛（与咬同啮齿也）啮齿者，湿热化风痉病，但鲛牙者，胃热，气走其络也。

八、若齿垢如灰膏样者，胃气无，经云湿浊用事，多死。

九、初病齿缝流清血痛者，胃火冲激也。不痛者，龙火内燔也。分虚实治之。

十、齿焦无垢者死。齿垢由肾热蒸胃中浊气所结。

十一、齿焦有垢者，肾热胃劫也，当微下之，或玉女煎清胃救肾可也。

十二、齿根边津津血不止。

治法：竹茹（四两）醋煮含漱，吐之而愈。

十三、牙根出血，系胃中实热，非降不可。

治法：用大黄（二钱）。

十四、肾虚齿痛入暮则发，非风非火，清散无益。

治法：加减八味丸，每服（三钱）盐汤送下，立方精到。

十五、上正四门（属心）牙痛心火。

治法：黄连、麦冬。

十六、下正四门（属肾）牙痛肾火。

治法：黄柏、知母。

唐瑞峰患胃热肺燥肾热，小便黄，牙痛，唯心脉太虚耳。

治法：生石膏（一钱半）、细辛（一分半）、元参（三钱）、生地（三钱）、山栀壳（三钱）、杭菊（一钱）、霜桑叶（三钱）、绿豆（三钱）（石膏与细辛先同煎）。

十七、上两边牙痛上例属胃，胃火。

治法：白芷、川芎。

十八、下两边牙痛即二例属脾，脾火。

治法：白术、白芍。

十九、上左边牙痛（左尽牙属胆），胆火。

治法：羌活、龙胆草。

二十、下左边牙痛（下右尽牙属肝），肝火。

治法：柴胡、黑山栀。

二十一、下右边牙痛（下尽牙属大肠），大肠。

治法：大黄、枳壳。

一主治肝火牙痛：生代赭石一钱、牛膝一钱、生白芍二钱、知母一钱半、生石膏三钱、生牡蛎三钱、木通一钱、生草一钱（大便不通加大黄、芒硝一钱半冲），此方宜加桔梗、薄荷、丹皮等品则奏效更快。

二十二、上右边牙痛（上右尽牙属肺），肺火。

治法：黄芩、桔梗。

二十三、肾虚牙痛，左关尺数。

治法：以六味地黄汤加升麻三分、柴胡五分治愈。（李冠仙法）此方最效。

二十四、牙漏肾虚，胃有湿热。

治法：六味丸三钱、资生丸二钱、相和每朝四钱，淡盐汤送下。

古云：肾实则齿固，肾虚则齿疏，人有齿松摇动，常作痛者，属肾虚也，宜玉女煎地黄、石膏、知母、麦冬、牛膝加青黛、黄柏治之。

李冠仙医话精华治肾虚牙痛。

赵义之牙痛缠绵月余不已，余诊其脉左关尺数，以六味地黄汤加升麻三分、柴胡五分与之曰，服后当更痛，然片刻即止矣。次日登门谢曰：服药后果如君言，愿闻其理。余曰：齿乃骨之余，而肾主骨，是下焦肾水大亏，肾火上浮而为此痛，故用六味凡补之，然其已浮齿牙之火不能下归于肾，不若用升柴以透之，升透之时未免较痛，唯滋补之力较大，阴能潜阳，火降则不复作痛矣。嗣后余以此方治肾虚牙痛者无不立效。

温证齿燥：温症齿燥有三。

（一）轻浅者为阳明经热，前极燥身热目痛，鼻干不得卧，此将发斑疹及衄血之先兆。葛根为主，黄芩、知母、石膏为辅。

（二）重者为胃府燥热，通口皆燥，甚则黑如煤炭。三承气、三黄石膏汤选用。

（三）至重者为阴火煎熬亡血太甚，肾水涸竭，当竣补其阴。知母、黄柏、生地、元参、天冬、麦冬、丹皮、大作汤液加童便、金汁昼夜兼进，药轻治缓则殆矣。

古今医案按载易思兰治一人患齿病，每遇房劳或恼怒，齿即俱长痛不可忍，热汤凉水俱不得入，发必三五日，苦状难述竟绝欲。服补阴丸清胃饮俱不效。易诊其脉，上二部俱得本证，唯二尺洪数有力愈按愈坚，乃曰沉濡而滑者，肾脉，洪数有力者，心脉，今于肾部见心脉是所不胜者，侮其所胜，乃妻入乘夫，肾中火邪盛矣，清胃饮，唯胃脉洪数者为宜。今胃脉平和清之何益。肾主骨，齿乃骨余，火盛而齿长，补之何益。况有干姜更非所宜，乃用黄柏（三钱）以滋水泄火，青盐（一钱）为引，升麻（一钱）升出肾中火邪，药入口且漱且咽，服后即觉丹田热气上升，自咽而出。更进二帖病即全愈。俞震东按此案医理讲得最精。由于脉象诊得真，而更运以巧思，斯发无不中矣。

清胃散之庸诚不足责，即泛用滋阴药亦难应手，只此三味诠解甚明，信乎缺一味不可，多一味不必也。余乡有患齿痛数年，诸药不效者，叶天士先生用山萸肉、北五味、女贞子、旱莲草（各三钱）、淮牛膝、青盐（各一钱）而全愈。此取酸盐下降，引肾经之火归宿肾经，可与家翁之方并垂不朽，而其义各别。

程杏轩治许月隣翁令媛齿衄药：服生地、丹皮、赤芍、连翘、石膏、升麻之属衄反甚，予于方内除升麻加犀角，一服即止。翁问曰：古人治血证用犀角地黄汤云，无犀角代以升麻，盖升麻能引诸药入阳明也。今服之不效岂古方不足信矣。予曰：朱二允有言，升麻性升，犀角性降，用犀角止血乃借其下降之气，清心肝之火，使血下行还经耳，倘误用升麻血随气升，不愈涌出不止乎，古方未可尽泥也。翁又问：入阳明清胃热药品尚多，唯犀角与齿衄相宜者得无属上部。角长于头，本乎天者亲上之义耶，予曰不宁为是，今上齿属足阳明，礼云载角者无上齿，阳明之血脉上贯于角，齿衄用之辄应者职是故也。

安波按医之古方而不知更变，犹一匠人拆旧料起翻房地基，虽合而斗笋钩角总须刀锯也。

程杏轩治许绹之兄齿痛，绹兄质亏多病，予为调治所用药剂不外归脾汤，补元煎之属，一日遣使相促，予至时将薄暮，绹兄踡卧榻上，起告予曰：早晨牙齿忽痛，甚不可耐，至今不止。恐挟风热外因，故停前药，相烦诊视，暂解标邪。切脉沉细无力，具证形寒足冷，谓曰此属虚寒，非关外感，不徒用补，更须从温，爰做古人八味地黄汤加骨碎补一服痛止已。

第四十节　齿病之医案

一、火升齿衄案：尤在泾治某中气虚寒，得冷则泻，而又火升齿龂，古人所谓胸中聚集之残火，腹内积久之沉寒也。此当温补中气，俾土厚则火自敛。四君子汤加益智仁、干姜。柳宝诒云，按议病立方，均本喻氏，近时黄坤载亦有此法。

二、齿缝见紫血辨，指甲有微红色，溺短而浑黑极臭，此牙宣也。

许恩普医案精华：

刘次方患牙痛面肿，太阳经跳如锥痛，诸药罔效，寝食俱废，延余诊视，脉数无力，知为虚热，气血相搏，邪火上蒸，内服玉女煎加减，外以开水薰洗痛处以和气血，又以热手巾焐之，再用烧酒以小指蘸滴耳内，如火外发，倾刻痛止，气血和矣，再以唾膏贴之消肿，再用硼砂、冰片、细辛、蒲黄、黄柏、青盐共研细末频擦牙龂，消肿止痛，内服滋阴以退虚热即愈。又玉女煎即生石膏（五钱）、大生地五钱、麦冬二钱、知母一钱、淮牛膝二钱。

水部张夫人牙痛异常，饮食俱废，亦如法加减治之遂愈。此虚火痛十之八九，若实火痛宜用连翘、银花、绿豆皮、芦根等清凉之药，若虫牙痛用明雄黄、松香等药搽之即死，以上诸痛，七十方中无此妙也。

萨嘉乐夫人患牙疳肿痛异常，已落一齿，几于穿鼻透腮，延余诊视，脉洪有力，知为热毒。内服金银花散加减，外用硼砂、冰片、红枣烧灰、儿茶、人中白、陀僧、青盐、枯矾研细末敷，继用犀黄散加轻粉麝敷之，旬日遂愈。

又人肠风热火痛。

某艺员下牙床作痒至不能受，不寝者累日矣，预诊之曰：此大肠风热也。上牙床属足阳明胃，下牙床属手阳明大肠，大肠有积热，热生风，风生痒。问火便结否，曰结甚，乃以调胃承气小其剂，加生地、槐花、荆芥、防风与之，一服得大解畅行而愈。

三、肾虚齿痛，入暮则发案。

尤在泾治某肾虚齿痛，入暮则发，非风非火，清散无益。

加减八味丸每服（三钱），盐花汤下，诒云按立方精到。

四、齿痛浑身肉颤，唯欲冷物贴患处。

用盐汤下滋肾丸。

外治：坎宫锭涂痛处，吴茱萸末、醋贴涌泉穴。

五、牙床作痒。牙床作痒，系大肠风热。上牙床属足阳明胃，下牙床属手阳明大肠。大肠有积热采风，风生痒。

第四十一节　牙齿部位列下

一、门牙上下四齿同属心包。

二、门牙旁上下四齿属肝。

三、再上下四齿属胃。

四、再上下四齿属脾。

五、再上下四齿属肺。

六、再上下四齿属肾，大牙亦属肾。

七、肾经有三牙齿多者贵。

八、上牙床属足阳明胃，下牙床属手阳明大肠。

治法：以调胃承气汤加生地、槐花、荆芥、防风与之愈。

第四十二节　治牙总论

治牙不论多寡，总以前数分治之，换言之，即照上列牙数依次数之即知证属何部。

第四十三节　治牙总方

玄参一两，生地一两。

加减如下：

（一）心包火加黄连（五分）；

（二）肝经火加炒栀（三钱）；

（三）胃经火加石膏（五钱）；

（四）脾经火加知母（一钱）；

（五）肺经火加黄芩（一钱）；

（六）肾经火加熟地（一两）。

药解：玄参泻浮游之火，生地治无根之焰，二味泻中有补故虚实咸宜。又露蜂房感雾露清凉，轻清兼有升散，可治风火牙痛。有虫加蜂房亦宜。

风宜白芷、火宜、石膏。

按风牙病者，不甚红肿，但头痛恶风。火牙病者，多见红肿，但口渴喜冷。

在温热之病看舌之后亦须验齿，齿为肾之余，龈为胃之络，热邪不燥，胃津必耗肾液，且二经之血皆走其地，病深动血结瓣于上。

（一）阳血者色必紫，紫如干漆。

（二）阴血者色必黄，黄如酱瓣。

治法：阳血若见，安胃为主。阴血若见，救肾为主。然豆瓣色者，多险。若症还不逆者，尚可治，否则难治矣。何以故耶，盖阴下竭阳上厥也。

牙之死证：阴阳俱竭，其齿如熟小豆，其脉躁者死。齿忽变黑十三日死。齿黄枯落骨绝。

第四十四节　察耳部

耳者肾之窍也，察耳之好恶，知肾之强弱，肾为人之根本，肾绝未有不死者也。

兹将望耳各法列之如下：

一、耳色黑枯燥者是肾惫。

二、耳间青脉起者掣痛。

三、耳轮红润者生。

四、耳或黄或白或黑或青而枯者死。

五、耳薄白薄黑或焦如炭色者，皆为肾败，肾败者必死。

六、耳聋、耳中痛，属少阳。此邪在半表半里，当和解之。又耳聋兼胁痛，宜和解寒热，咽而口苦者属少阳，若耳焦枯受尘垢属肾水亏极。

七、精脱者耳聋，久病耳聋属气虚。

八、耳聋舌捲唇青属足厥阴为难治。

九、暴病耳聋、耳肿、耳痛、耳旁红属少阳风热燥邪，或肝胆热挟湿浊上壅。

十、温证耳旁肿，此乃少阳风热。小柴胡汤加荆芥、川芎、防风、白芍、元参，亦当与头肿参看，见尤在泾诸窍门。

十一、右耳鲜红。

耳病之概要：

一、暴病：凡耳聋、耳肿、耳痛、耳旁红，属少阳风热燥邪或肝胆热挟湿浊上壅所致。

二、久病：凡耳聋属气虚、属精脱，若耳焦枯，受尘垢属肾水枯极，此皆内无精液而外无神气者也。

第四十五节　耳聋治肺医案

尤在泾治某肺之络会于耳中，肺受风火久而不清，窍与络俱为之闭，所以鼻塞不闻香臭，耳聋耳鸣不闻音声也，兹当清通肺气。

苍耳子、薄荷、桔梗、连翘、辛夷、黄芩、山栀、杏仁、甘草、木通。

柳宝诒之按语云：耳聋治肺观此信然。

季云按：陆平一日肺受风火窍络为闭而耳鸣耳聋者，以肺之络会于耳中，又肺经之结穴，在耳中专主乎听，宜清通肺气。余前在上海曾治徐姓女经年耳聋不愈用马兜铃、萎壳一剂服后而愈与前案足资对证。

蔓荆子散治内热耳出脓汁，录六科准绳。

蔓荆子、赤芍药、生地黄、桑白皮、菊花、赤苓、川升麻、麦冬、木通、前胡、甘草（各一钱），水二盏，姜三片，红枣二枚，煎至一盏食用。

东垣黍黏子汤治耳痛生疮。

桔梗、柴胡、黄芪（各三分），连翘、黄芩、黍黏子、当归梢、甘草、生地、黄连，（各一分），龙胆草、昆布、苏木、生甘草（各一分），桃仁（一钱）、红花少许。

上药做麻豆大，作一服，水二大盏煎至一盏去滓少热服，食后忌寒。药利大便。

罗谦甫云耳者宗脉之所通足少阴之经也。若劳伤气血热气乘虚入于其经，邪随血气至耳，热气聚则生脓汁故谓之停耳也。内服通气散蔓荆子汤。

通气散：

郁李仁、芍药、人参、大黄、山萸肉、官桂、槟榔、丹皮、木香、细辛、炙甘草，每服一钱七分。

耳疳出汁：

谈埜翁方治耳疳出汁：青黛、黄柏末干搽愈，又名绿袍散，搽口疮大效。（录本草原始）

耳属少阳，病人右耳鲜红，乃少阳郁火上飞，不得右降者，此其明徵。方用青萍开汗孔，薄荷泄头面之火，青蒿、柴胡和解少阳甲木之火，丹皮清风逐瘀，柏叶凉解，淡芩清肺，生草泻火，元参清胃热，滑石利膀胱、贝、杏利肺气，云苓和脾土、苍耳子苦，疥癣细疮驱风湿痹痒堪尝。

第四十六节　耳之下垂曰命门之望色

脉鉴曰：命门（耳之下垂），枯黑骨中热，白肺黄脾紫肾殃。聤耳，此风热相搏，津液凝聚而痒痛也。逍遥散去白术加荷叶、木耳、贝母、香附、菖蒲治之。见《笔花医镜》。

第四十七节　察目部

人之目为五脏精华所注，尤赖肝肾之力以养之，望而知之者谓之神，望其五色以知其病也，病如下列：

一、目赤唇焦舌黑者，属阳毒。

二、目董黄色暗者，属湿毒。

三、目黄兼小便利，大便黑、小腹满痛者，属蓄血。

四、目瞑者，将欲衄血。

五、目之白睛黄兼冷无热，不渴，脉沉细者属阴黄（与十六项略同）。

六、两眦黄病欲愈。

七、凡开目见人者属阳。

八、闭目不欲见人者属阴。

九、目之死证：

（一）睛昏不识人。

（二）目反上视。

（三）睛小瞪目直视，如目瞪口呆。

（四）目邪视。

（五）目睛正圆。

（六）戴眼

（七）庚，反折。

（八）眼胞陷下。

《万病回春》云：目直视者，圆正而不转动也，凡开目喜见人者属阳也，闭目不欲见人者属阴也。《万病回春》又云：喜明者属阳，元气实也，喜暗者属阴，元气虚也。

十、目中不了了，睛不和不明白者，此因邪热结实在内不了了者，谓见一半目不见一半目是也。

十一、两目赤色，火证也，必兼舌燥口渴，六脉洪大有力。

治法：宜犀角、连翘等清透之。阳毒三黄石膏汤表里兼解之。

十二、目赤颧红，六脉沉细，手足指冷者，此少阳虚火上冒，假热真寒也。六脉洪大，按之无力者亦是。

十三、目赤流泪或痛或痒。

治法：用二白味花皂膏，羊胆一枚，入蜜拌匀蒸之，候干研膏，频挑嚼化，三日痊愈。方名以蜂采百花、羊食百草故也。

十四、两目黄色，此湿热内盛欲发黄也，必兼小便不利，腹满口渴，脉沉数。

治法：轻则茵陈五苓散，重则茵陈大黄汤。

十五、目黄，小便自利，大便黑，小腹硬满而痛，属蓄血（与三项略同）。

治法：桃仁承气汤主之，尔后又湿热上蒸，目矇多泪，苦参治之。

十六、目黄身冷，口不渴，脉沉细，属阴黄。

治法：茵陈理中汤。

十七、病人目眵多结者，肝胆火盛也，宜清之。

十八、病人眼胞上下黑者痰也。

十九、病人目色清白宁静者，多非火证，不可妄用寒凉。

二十、病人目不识人，阳明实证，可治，少阴，难治。

二十一、青盲为液少，目淫泪出为肝虚，肝肾火盛。

治法：决明子能治肝肾阴虚及肝肾火盛。

二十二、目赤如鸠状，目四眦黑。

治法：俱主赤小豆当归散、白蔹根治目中赤。

二十三、目直视而腮赤，肝心热甚。

治法：目直视，肝有热，泻青丸。

二十四、眼胞上下微肿，主水气。

治法：宜导水茯苓汤。

二十五、眼胞色青，肝木乘脾。

二十六、左目胞起瘭痛及眉棱额角、巅顶、脑后、筋掣难忍。

治法：与固本合二至，桑叶、菊花、犀、羚、元参、牡蛎、鳖甲、白芍、知母、石斛、丹皮、细茶愈。

二十七、小儿目不能开，昏昏喜睡，盖脾虚极矣。脾主困故喜睡，目之上下胞属脾虚，故不能开。

治法：宜黄芪、人参、炙甘草、名调元汤。

二十八、目睛微定，暂时稍转动者，属痰。

治法：宜加味导痰汤。痰去目珠自然流动矣。

生子曰：痰证类伤寒，如病人目睛微定，暂时转动，目如炭煤。昔肥今瘦，喘嗽，转侧半难臂痛，皆痰证也。痰在上部，寸口脉浮滑，痰在中部，右关脉滑大，痰在下部，尺脉洪滑或痰饮发寒热，胸满气粗，语出无伦，此夹痰如见祟。

治法：用二陈汤加苏子、枳实、芩、连、栝蒌、贝母、桔梗、山栀、前胡、姜汁调辰砂温服。

温证目珠胀：温证目珠胀者，阳明经病也。其表证葛根葱白汤加石膏，若腹满，舌苔黄，则是宿食壅于胃，其脉不下行而上逆，故目珠胀，宜平胃散加山楂、麦芽、枳壳，略消导之即愈。至屡经清降而目珠胀痛不愈者，便当消息其肝脏以滋肝之法治之，再不愈则当进而滋肾，此则乙癸同源，而治温证者则不可不知。

又石芾南云：好向壁卧，闭目不欲见日光，懒与人言，舌苔白色阴也，寒也，虚也。

无珠眵无泪，白珠色蓝，乌珠色滞，精采内夺及浮光外露者皆无神气。

二十九、燥病目光炯炯。

三十、温病目多昏雾。

三十一、燥甚目无泪而干涩。

三十二、湿甚目珠黄而眥烂。

[附录] 目症医案

（一）眼眶如墨系气郁痰凝，痰阻气痹案。

王孟英治梅溪蒋君宝斋令堂自上年夏秋间，患痢之后，神疲少寐不能起床，医谓其虚，率投补药驯至惊疑善悸，烦躁呓言，胁痛巅痛，耳鸣咽痛，凛寒暮热，大汗如淋，晕厥时形，愈补愈殆，李君苍雨邀余诊之。

脉弦滑而数，白睛微红而眼眶如墨，舌绛无苔。因问胸闷乎？曰闷甚，便秘乎？曰秘甚，溺热乎？曰热甚，岂非气郁而痰凝，痰阻而气痹肺胃无以肃降，肝胆并力上升，浊不下行，风自火出，虽年逾五旬，阴血不足而上中窒塞，首要通阳。

为处小陷胸加菖、薤、旋、茹、芩、枳、郁李仁，群医谓是猛剂，无不咋舌。

宝斋云：镇补滋钦业已备尝，不但无功，病反日剧，且服之果一剂知三剂安已，而余有会垣之游，前医谓病既去复进守补月余仍便秘不眠，胸痞躁乱加以发斑腹痛，人皆危之，予在禾中函乞往视仍用前法，合雪羹投数剂连得大解，率皆坚燥，改与柔养，更衣渐畅，粥食渐增，以潜镇舒养之剂善其后。

（二）眼胞上下青暗，薛已治徐道夫母病，胃脘当心痛剧，右寸关俱无，左虽有微而似绝，手足厥冷（痛甚而伏者手足冷者未可尽为），病势危笃察其色，眼胞上下青暗，眼胞色青乃肝木乘脾，此脾虚肝木所胜。

用参、术、茯苓、陈皮、甘草补其中气，木香和胃气以行肝气，吴萸散脾胃之寒，止心腹之痛，急与一剂，俟滚先服煎热再进，诸病悉愈。向使泥其痛无补法而反用攻伐之剂，祸不旋踵矣。

眼胞露青色，下皮属胃，胃有寒故眼青也，眼眶如墨。

周禹锡四川人，治方化南箧室，年未二十，青年守志，节励松筠病因以伏，证候眼胞上下呈黑暗色，气短若不接续，头苦眩冒，晕不能支，心悒郁忽忽如有所失，诊断脉弦滑不扬，舌淡无苔，综合四诊断为气郁生痰，痰贮于胃，关于肺，肺为呼吸之器，器为痰阻，故气迫而喘促。肝开窍于目，气郁伤肝，生气不得外华，故眼胞黑滞且眼胞属脾，脾为痰阻，眼胞亦呈暗色。

头为精明之府，心为神明所出，忧郁即久，神志不宁，故头苦眩冒。心志忐悒悒如失，脉弦滑不扬者痰气郁结，不畅达也。

疗法：金匮云病痰饮者，当以温药和之。以痰为水谷之气摇液而成，遇寒则凝，遇温则散，用仲景苓桂术甘汤，加柏子仁以濡涵肝木养心宁肺。

处方：茯苓四钱朱砂人乳拌蒸，桂枝尖八分、炒白术一钱半、净柏子仁八钱、清甘草七分。

效果：连服十剂各病皆愈。按金匮之言，为治痰之大法而对于此证，尤为合拍。

第四章　闻　声

声应六腑，音应五脏，又人之声音出自肺金，清浊轻重，丹田所系。声音者根出于肾也。闻而知之者谓之圣，闻其五声以识其病也。

字义有不可执一者，如知字从口，以口能知味也，然望之者目也，岂可谓目无所知哉。故闻字虽从耳，而四诊之闻不专主于听声也。

戴麟郊先生广温疫论辨证最详，谓疫证必有秽浊之气鼻觀精者可以闻而知之也。

第一节 听音论

万物有窍则鸣，中虚则鸣，肺叶中空，而有二十四空，肺梗硬直而有十二重楼，故内经以肺属金而主声音，十二重楼之上为会厌（喉间薄膜），会厌为声音之户，舌为声音之机，唇为声音之扇，三者相须则能出五音而通达远近。

音者杂此也，声者单出也，鼻能声而不能音者，以无唇之开阖，舌之启闭，其气则走顽颡之窍，达畜门出鼻孔而为声音之道分之为二，故得天地之和五脏安畅则气藏于心肺声音能彰。

第二节 音应五脏

五脏者中之守也，各有正声，中盛则气腾，中衰则气弱。

一、脾应宫，其声漫以缓。

二、肺应商，其声促以清。

三、肝应角，其声呼以长。

四、心应徵，其声雄以明。

五、肾应羽，其声沉以细，此五脏之正音得五脏之守也。

脉鉴云：金声响，土声浊，木声长，水声清，火声燥。

第三节　音应六腑

一、声长者大肠病。

二、声短者小肠病。

三、声速者胃病。

四、声清者胆病。

五、声微者膀胱病。

六、声呼漫者肝胆二脏相克病也。

七、声速微者胃与膀胱相克病也。

此五脏六腑之病，音失五脏之守者也。

第四节　闻字之义暨声诊

愚谓闻字实有二义，虽非疫证凡入病室，五官皆宜并用。

一、问答可辨其口气

二、有痰须询其臭味

三、榻前虎子触鼻可分其寒热。

四、痈疡脓血审气即知其轻重。

五、余如鼾息、肠鸣、矢气之类皆当以耳闻者。

六、出言壮厉，先轻后重，是外感邪盛也。

七、攒眉呻吟，苦头痛也。

八、呻吟不能行走，腰足痛也。

九、衣被不敛，言语骂詈不避亲疏者，神明之乱也。

十、叫喊以手按心中，脘痛也。

十一、呻吟不能转身，腰痛也。

十二、摇头而呻以手扪腮唇，齿痛也。

十三、行迟而呻者，腰脚痛也。

十四、诊时吁气者，郁结也。

十五、纽而呷者，腹痛也。

十六、声嘶血败久病不治也。

十七、脉玄呻者，痛也。

十八、言迟者，风也。

十九、声从室中言，此中气有湿也。

二十、言将终乃复言者，此夺气也，谓气不续，言未终止，而又言之状也。

二十一、出言懒怯，先重后轻者，此内伤中气也。

声分燥湿，五音不外阴阳，阴阳不外燥湿，试分如下：

（一）燥邪之声：燥邪干涩，声多厉仄或干哕，或咳声不扬，或咳则牵痛，或干咳连声，或太息气短。

化火则多言。甚则谵狂，其声似破似哑，听之有干涩不利之象。

（二）湿邪之声：湿邪重浊，声必低平，壅塞不宣，如从瓮中作声者然，或默默懒言，或昏昏倦怠，或多嗽多痰，或痰在喉中漉漉有声，或水停心下，汩汩有声，或多噫气，周身酸痛，沉重难展。

化火则上蒸心肺，神志模糊，呢喃自语，或昏沉迷睡，一派皆重浊不清之象流露于呼吸之间。

第五节　呼吸类

呼出心肺主之，吸入肾肝主之，呼吸之中脾胃主之，故唯脾胃所主中焦为呼吸之总持。

一、咽喉：咽喉乃胃之上口，在喉之后，主进水谷，故治咽以胃为主，病在咽水谷不得下。

喉咙居肺之上管，在咽之前，主气之呼吸，气不利声音不利，病在肺也。

二、诊息（息者一呼一吸）

（一）气短不续，言止复言，乃为夺气。

（二）气来短促不足以息，呼吸难应，乃为虚甚。

（三）素无寒热，短气难续，知其虚实。

（四）吸而微数，病在中焦，下之则愈，实者可生，虚则不治。

（五）上焦入促，下焦入远，上下睽违，此皆难治。

（六）息摇肩者心中坚。

（七）息引胸中气上短。

（八）息张口，肺痿唾沫，短气病。

（九）呼吸动摇振振者不治。

（十）息高者心肺之气有余。

（十一）吸弱者肝肾之气不足。

三、呼吸治法：金匮谓气短有微饮，宜从小便去之。桂苓术甘汤主之，肾气丸亦主之。

喻嘉言云：呼气短，宜用桂苓甘术汤，以化太阳之气，吸气短，宜用肾气丸以纳少阴之气。

桂枝治吐吸，谓吸不归根，即吐出也，桂能引下气与上气相接，则吸入之气直至丹田而后出，故治吐吸也。

第六节　闻声之辨证

一、咽喉有病声音不明乃其常理。

二、喉中无病而亦不明是肺之病也。

三、呼而急者肝之病。

四、笑而雄者心之病。

五、歌而慢者脾之病。

六、哭而促者肺之病。

七、呻吟低微肾之病。

八、好言为热。

九、懒言为寒。

十、言壮邪实。

十一、言微至虚。

十二、风寒所闭，肺火抑遏则声音重浊，乃肺病易治者也。

十三、久哑不能大言，系肺气衰不能治。

十四、形羸声哑痨瘵云不治者，咽中有肺花疮。

十五、暴哑，风痰伏火或暴怒叫喊所致也。

十六、呵欠者胃病也。

[附] 咽痛声哑，外感风热作治案（尤在泾）

尤在泾治某咽痛声哑，有肺损肺闭之分，所谓金破不鸣，金实亦不鸣也。

此证从外感风热而来当作闭治，温补非宜，所虑者，邪不外达而内并耳。

阿胶、杏仁、桔梗、贝母、牛蒡、元参、甘草、马兜铃、秫米。

诒按：此钱氏补肺之类，乃虚实兼治之法。

石蒂南云：痰壅肺络，咳声不扬，金石无声也。

其瘖（音哑）金破无声也。

古人但玄子呼歌呻哭数字固矣，试列如下：

一、声清：病邪在表，其声清而响亮。

二、声浊：病邪入里，其声浊而不亮。

三、声轻：病在阳分，其声前轻后重。

四、声重：病在阴分，其声前重后轻。

五、声续：病邪表浅，并有余阳证，其声续。

六、声断：病邪入深，并为伤不足，其声断。

七、言壮：外感阳病有余，出言壮厉，则寒热交作。

八、言怯：内伤阴证不足，言出懒怯，则寒热间作。

九、叹：叹是心变动之声。

十、欠：肾主欠，阴气积下，阳气未尽，阳引而上，阴引而下，阴阳相引故数欠。

十一、噫：噫是心变动之声，是胸中气不交通，寒气客于胃，厥逆从上下复出于胃，故为噫。

十二、嚏：嚏是肾变动之声，有病发嚏，是伤风或伤热，无病发嚏是阳气和满于心。

十三、鼻鼽：鼻鼽必肠胃素有痰火积热者乃有此感。

十四、吞：吞是脾变动之声。

十五、呃：其声皆从胃中至胸嗌间而为呃，有胃中实热失下者，有胃中痰饮者，有服寒凉药，拾遗载蒲羌壳止呃忒如神。

十六、咳：咳是肺变动之声，俗呼为嗽，肺为邪干，气逆不下也。有肺寒咳者、有停食咳者、有邪在半表半里咳者。

十七、唏：阴气实，阳气虚，阴气速，阳气迟，阴气盛，阳气绝，故为唏。哀而不泣曰唏。

十八、怒：怒是肝变动之声。

十九、歌：歌是脾变动之声。

二十、哭：哭是肺变动之声。

二十一、太息：忧思则心系急，急则气约，气约则不利，故太息以伸屈之。

二十二、错语：意错言乱，自知言错，邪气尚轻，自不知觉，此热甚正气衰。

二十三、呢喃：病邪入，轻则睡中发此声也。

二十四、声嘶：肺有风热。

二十五、声哑：声哑唇口见生疮。是狐惑病，有风热伤心肺而声哑者，少阴病，咽中生疮者有痉病，口噤者，有热病三四日，不得汗出者死。

二十六、喉中有声：喉中漉漉有声者是痰也。

二十七、猝然无音：寒气客于厌会则会不能发，发则不能下至，其开阖不便故无音。

二十八、声如鼻鼾：声如鼻鼾者难治。

二十九、咽喉不得息，寸脉微浮或沉伏，胸中痞鞕气上冲，此胸中有寒宣吐之。

三十、起居如故而息有声：此肺之络脉逆也，不得卧而息有音者是阳明之逆也，益见布息之气关通肺胃，又肺呼出为息之一端也。

三十一、气衰言微者为虚。

三十二、气盛言厉者为实。

三十三、语言首尾不相顾者为神昏。

三十四、狂言怒骂者为实热。

三十五、痰声漉漉者死。

三十六、新病闻呃者为火逆。

三十七、久病闻呃者为胃绝。

三十八、语言声音不异于平时为吉，反者为凶。

三十九、《万病回春》载，谵语者口出无伦，邪热气胜也，郑声者语不接续精气脱也。狂言者无稽妄谈，邪热气盛也，独语者无人则言是邪入里也。

四十、怕木声走响者胃虚不可下也。

石蒂南云：若语不接续为郑声，无人始言为独语，此属虚居多。

【附】嚏之候疹证

（一）麻疹初起多嚏，必多火，因风邪激搏而然。

（二）正出时有嚏，候轻。

（三）浚后有嚏邪热尽解无后患。

（四）嚏多涕浊壅泄，肺气清者吉。

（五）嚏而鼻塞不通，风邪留滞，宜辛凉透表。

第七节　太息便秘胸次拒按医案

王孟英治韩石甫妻正患感发疹，沈悦亭治以清解热渐退，而神气不爽，舌黑难伸，太息，便秘，胸次拒按，脉弦缓而滑，投凉膈散加知母、花粉、枳实、竹茹，而苔即退黄，再服而黑矢下，神气清，即以向愈。

第八节 五 噎

五噎者忧思劳食气也，噎塞反胃总是血液衰耗，胃脘干枯以致不能游溢，精气输脾，脾不能致精归肺，肺之精液先竭，气不顺下水饮可行食物难入，各曰噎塞。

一、槁在上食物可入，良久复出，名曰反胃。

二、槁在下皆谓之隔，所谓隔则闭绝，多属气衰血耗火衰，张鸡峰以为神思间病。

治法：补气养血润燥为本，降火消痰，开郁顺气为佐。

再造丹：川黄连（二两）先同金银各（二两）煎浓汁三碗，大田螺（五十个）仰排盘内，以黄连汁挑点螺眼上，顷刻化成水，将绢滤收同黄连金银器煎，煎萝卜子汁（二碗）煎至碗半入韭菜汁（二碗煎至碗半入）、侧柏叶汁（二碗煎至碗半）、梨汁（同上）、童便（同上）、但取出金银器入竹沥（二碗煎至碗半）、入人乳（同上，但取出金银器）、入羊乳（同上）、牛乳（二碗微火煎至成膏），取膏入磁罐内封口埋土内一夜以去火气，每用一酒杯白汤下，极重者三服全愈，如汤水不能下者，将膏挑置舌上随津液咽下，遂能饮食，止可食糜粥一月后方可用饭。

又启膈散治噎症甚效，北沙参（三钱）、丹参（三钱）、川贝（二钱）、茯苓（一钱）、砂仁壳（五分）、广郁金（五分）、荷蒂二个、杵头糠（五分），四剂纳食，去郁金加蒌皮（一钱）。服四剂加味调理痊愈。

第九节　伤于情志之治法

伤于情志和肝、开心醒脾解郁为主，然必缓治，用轻药渐可向愈，重药则反伤胃阳，元气不复，血气耗散矣。

第五章　问　诊

问诊之法最宜详细，虽证因错杂，但贵心有权衡，则问而知之者谓之工，问其所欲五味，以审其病也。可审其轻重真伪，而折衷于至当矣，景岳十问篇人皆服其周匝，而犹未尽善也。

季云按：种种详诘，就其见证，审其病因，方得轩歧治病求本之旨，岂徒见痰治痰、见血治血而已哉。

一项：问寒热

（一）外感：问寒热者，问内外之寒热欲以辨其在表在里也，人伤以寒则病为热，故凡身热脉紧头痛体痛拘急无汗，而且得以暂者必外感也，盖寒邪在经，可以头痛身痛邪闭皮毛，所以拘急发热，若素日无疾而忽见脉症若是者，多因外感盖寒邪，非素所有而突然见此，此表症也。

（二）内伤：若无表症而身热不解多属内伤，然必有内症相应，合而察之自得其真欤。

（三）外感月余不解，留蓄在经之症，凡身热经旬或至月余不解亦有仍属表证者，盖因初感寒邪，身热头痛医不能辨，误认为火寒凉以致邪不能散，或虽经解散而药未及病，以致留蓄在经，其病必外症多而里证少此非里也，仍当解散。叶香岩曰但言伤寒。

第一节　内症阴虚发热

一、凡内症发热者，多属阴虚，或因积热，然必有内症相应，而其来也渐。盖阴者必伤精，伤精者必连脏，故其在上而连肺者必为喘急咳嗽，在中而连脾者或妨饮食或生懊侬，或为躁烦焦渴，在下而连肾者或精血遗淋，或二便失节，然必倏然往来，时作时止，或气怯声微是皆阴虚也。

二、凡怒气七情伤肝伤脏而为热者，总属真阴不足，所以邪火易炽，亦阴虚也。

叶香岩曰：按丹溪谓君相五志之火妄动，故立阳有余而阴不足之论，景岳反言阴有余阳不足以辟之，今又言总属真阴不足何彼此相反耶。

三、凡劳倦伤脾而发热者以脾阴不足故易于伤，伤则热生于肌肉之分，亦阴虚也。

第二节　内症实火发热

凡内伤积热者，在症瘕必有形证，或九窍热于上下，或脏腑热于三焦，若果因实热，凡火伤在形体而无涉于真元者，则其形气声色脉候自然壮厉，无弗有可据而察者，此当以实火治之。

第三节　寒热表里辨

凡寒证尤属显然或外寒者阳亏于表，或内寒者火衰于中，诸如前证，但热者多实，而虚热者最不可误，寒者多虚而实寒者间亦有之，此寒之在表里不可不辨也。

第四节　寒热之辨证

一、如问寒热首二条皆是伤寒，若发热不恶寒者温病也。

二、纵挟新感风寒而起，先有恶寒，迨一发热，则必不恶寒矣，此伏气温病也。

三、外感风温热邪，首先犯肺，肺主皮毛，热则气张而失清肃之权，腠理反疏则凛冽恶寒，然多口渴易汗，脉证与伤寒迥异。

按内证发热亦不可专属阴虚。香岩先生云或食积或瘀血或痰凝气滞皆能发热，必辨证明白庶不致误。

第五节　伤寒与伤暑寒热之证辨

经云气盛身寒得之伤寒，气虚身热得之伤暑，所谓身寒者寒邪在表，虽身热而仍恶寒也，暑为阳邪，发热即恶寒，亦有背微恶寒者，曰微仍不甚恶寒也。与背恶寒甚之少阴症不同须知，况但在背与周身恶寒迥别可细问哉。

第六节 产后之寒热

产后寒热多外感。

第七节 寒热之多寡

问其寒热之多少？以审阴阳，细辨真假。

第八节 伤风发热

伤风发热，昼夜无间。

第九节 阴阳交错之寒热为死证

凡病昼则寒厥，夜则烦热名曰阴阳交错，饮食不入死终难却。

第十节 昼夜寒厥与烦热辨

一、寒厥者，重阴无阳之病也。
治法：当急泻其阴，峻补其阳。

二、烦热者，重阳无阴之病也。

治法：当急泻其阳，峻补其阴。

第十一节　昼剧而寒阴上乘阳

凡病昼则增剧寒厥，而夜安静者，是阴上乘于阳分之病也。

夜静日作阴虚阳亢显然之医案：

陆养愚治吴少恭老先生年五十，新得美宠荣归祭祖跪拜间就倒仆，汗注如雨，浑身壮热，扶至床褥人事不省，速接名医治疗，众医齐集俱，谓先用纯牛黄灌之，予后至诊其脉关尺浮数而空，两寸透入鱼际，此阴虚甚而阳亢极也。因谓病家曰无灌牛黄，灌之即死矣。

急用生地自然汁一升、人参一两、麦冬五钱、五味子一百粒煎浓灌之至二三服，神气稍定汗止，是夜似睡非睡至五更时作恐惧状，如人将捕之，至清晨又作盛怒状，骂詈不止，至午间又大笑一二时至薄暮又悲泣，自此夜静日作，病家以为鬼祟，众医束手。

予思之此即内经所谓五精相并也，并于肾则恐，并于肝则怒、并于心则喜、并于肺则悲。刘河间云平时将息失宜，肾水不足，心火亢极乃显此症。夜间阴盛邪乃暂息，日间阳隆遂游行五脏而无已时也。乃用前方减人参（六钱），旬日间或但悲笑或但骂罢恐惧，人事时省时不省，饮食与之尽食方止，不与不思索，大小便亦通，至半月后，而诂妄不作，自后调养气血之药至百剂而始愈。

卢绍庵曰：肾水衰极火无制而避并五脏，五更肾水用事之时火并而作恐惧状；清晨肝小用事之时木并而作怒骂状；日中心火用事之时火并而作喜笑状；薄暮肺金用事之时火并而作悲泣状。兹有吴公之奇症，故天生先生之奇人以治之，有先生之绝技故天假吴公之怪病以显之耶。

第十二节　夜剧而热阳下陷阴

凡病夜则增剧烦热而昼安静者是阳气下陷于阴分之病也，又名曰热入血室。

第十三节　夜剧昼静辨

夜阴也，寒阴也。凡病夜则增剧寒厥，而是阴病有余。热在气分，昼安静者，是阴自旺于阴分，血病而气不病也。

治法：宜小柴胡、加山栀、连翘、贝母、地骨主之。

按日轻夜重者，则阳得其位，而气旺故病减，夜则阳失其位而气衰故病重。经曰至于所生而持，自得其位而起是也。

例外，日轻夜重为血病，此道之常也。虽似血病，实气病。

前证医案：汪石山治一人年十七八时因读书忍饥感寒得疟，延缠三年，疟愈寒气脐左触痛，热熨而散，仍或发或止，后因新娶往县复受饥寒似病伤寒，吐二日夜不止，即服理中汤、补中益气汤、固本丸、补阴丸、猪肚丸，其吐或作止，饮食少进，续后受饥劳倦食则饱闷，子至午前睡安略爽，食稍进，尔后气升便觉胀闷，胸膈漉漉水响，四肢微厥，吐水或酸或苦亦有间日吐者，大便燥结，小便赤短，身体瘦弱不能起止。

汪曰虽不见脉见证，必是禀赋素弱，不耐饥寒，宜作饮食劳倦为主，而感冒一节且置诸度外，夫气升胀闷触痛者，脾虚不能键运，以致气郁而然，胸膈漉漉水声，谓之留饮。

乃用独参汤补养其气血，加姜以安其呕吐，黄柏以降其逆意，初服三贴脐左痛除吐止，将人参加作一两吐又复作，此由补塞太过而无行散佐使故也。

人参减作七钱，附子五分，炮姜七分，半夏八分，苍术、厚朴各七分，茯苓一钱，服至二十余剂吐止食进，余病皆减，颇喜肉味，以手揉其肚尚有水声汩汩。微感寒，腹中气犹微动或时鼻衄数点，近来忽泻二日而息，才住前药又觉不爽。前方加黄芪（四钱）、山栀（七分），减黄柏如旧减服。或曰吐水或酸或苦，大便闭燥，小便赤短，诸书皆以为热。凡病昼轻夜重诸书皆为血病。今用姜附者何也？盖吐水酸苦，由脾虚不能行湿，湿郁为热，而水作酸苦也，姜附性热辛散，湿逢热则收，郁逢热则散，湿收郁散酸苦自除。大便燥结者由吐多而亡津液也。小便短少者由气虚不能运化也，故用人参以养血气，则血润燥除气运溺通矣。

若用苦寒之剂则苦伤血，寒伤气反增重病矣。日轻夜重为血病者道其常也。此则不然，虽似血病，实气病也。医作血病，而用固本补阴等药反不解，非血病可知，可以日轻夜重，日则阳得其位而气旺故病减，夜则阳失其位而气衰，故病重。经曰至于所生而持，自得其位而起者也，故病则有常有变，而医不可不达其变也。

病将愈犹或鼻衄数点者，此浮留之火也。加山栀，气味薄者以潜伏之久，当自愈后，闻食母猪肉前病复作，汪曰脏腑习熟于药，病亦见化于药，再无如之何矣。

第十四节 昼剧夜静辨

昼阳也，热阳也。凡病昼则增剧烦热而夜安静是阳自旺于阳分，阳病有余。气病而血不病也。

治法：宜四物汤加黄柏、知母、芩、连、山栀、丹皮、柴胡主之。

按气虚者，朝重夜轻，血虚者，夜重朝轻。

第十五节 正气虚之病夕加重

凡病夕加者，以夕则人气始衰，邪气始生故加也。病至精神因弱则为正气不能胜邪，正气虚也。

第十六节 湿热病午后发热

湿热病午后热甚，状如阴虚者。湿为阴湿，阴邪自旺于阴分，故与阴虚同一午后发热也。

一、发热有阴虚而阳气偏胜者。

二、发热有阳虚而下陷阴中者。

三、发热有邪闭清阳阻遏经腑者。

三者皆能令人发热。

午后发热论：午后发热，今人金以为阴虚，大剂补阴，愈补愈剧，至死不悟。盖阴虚发热原在午后。要知阴邪自旺于阴分，亦午后身热也。

如伏暑，燥证，湿中生热，瘀血作块，幼儿食积夜热之类，皆阴邪自旺于阴分，最忌阴柔滋腻。

大抵阴邪之午后暮夜发热，五更必有微汗而解。（此汗今人皆指为盗汗）。

虚劳午后暮夜发热，必无汗而解。再合之色脉他症，舌苔饮食嗜好，自无难辨者矣。

第十七节　内伤外感寒热辨

寒热无间为外感，有间为内伤。午寒夜热则为阴虚火动。

一产妇朝吐痰，夜发热，昼夜无寐，或用清痰降火，肌体日瘦，饮食日少，前症愈甚，余曰早间吐痰，脾气虚也，夜间发热，肝血虚也，昼夜不寐脾血耗也。用六君子汤、加味逍遥散、加味归脾汤，以次调补而痊。

第十八节　饮食之喜寒热

喜冷则为中热，喜热则为中寒。

第十九节　手掌冷热

丹溪心法载手足心热属郁，用人郁汤。山栀、香附或加苍术、白芷、生半夏、川芎，右为末，神曲糊丸服，此方治手心发热。

一、手背热为外感。

二、手心热为内伤。

三、手背手心俱热为内伤兼外感，《万病同春》云，手心热者邪在里也，手背热者邪在表也。

（一）原则：外感发热，手背为甚，内伤发热，手心为甚。又手足心热，劳心之人大抵如是。

又云，手足温者阳证也，手足冷者阴证也。

赤水玄珠云手心热者，心与包络火盛也。

手背不热为虚。

（二）例外：凡暑邪邪在脾胃，其手心无不热也，自汗出手背无不热也。常变如此，不可不知。

王孟英云：李东垣淳淳以内伤热外感为言，而温热暑温之病初起极类内伤，往往身未发热，而手心先热或兼眩晕自汗，设泥古法而不辨证祸可言哉。

温证手臂痛，温证初起手臂痛者乃风淫末疾也，初起解表汗下后益气养血与肩背痛同治。见《广温热论》

（一）心热：热在血脉，日中则甚，心烦掌热。

（二）肺热：热在皮肤，日西乃甚，洒淅渐喘欬。

（三）脾热：热在肌肉，遇夜尤甚，倦怠嗜卧。

（四）肝热：热在筋膜，寅卯则甚，筋缓善怒。

（五）肾热：热蒸在骨，夜半尤甚，骨蒸如酥。

（六）瘀血发热：翕翕发热，自汗盗汗。

（七）幼儿食积发热：热甚在胸腹，更参脉舌便尿而细辨之，自不误耳。

第二十节　脏之五恶

①心恶热；②肺恶寒；③肝恶风；④脾恶湿；⑤肾恶燥。

二项：问头身

问头身，问其头可察上下，问其身可察表里。头痛者邪居阳分，身痛者邪在诸经，前后左右阴阳可辨，有热无热内外可分，但属表邪可散之而愈也。叶批此但言外邪。

第一节　内伤外感头痛辨

痛无间歇为外感，痛有间歇为内伤。

例外：凡湿热相蒸，劳动则热，动而头痛。静息则热，伏而不痛，故亦时痛时止也。

第二节　内伤外感身痛辨证

外感则为邪居表分，内伤则为气血不通，身重痛者，为夹湿气。

第三节　头痛各症

一、头痛之分列如下：

（一）属太阳者，自脑后上至巅顶，其痛连项，以太阳经行身之后故也。

（二）属阳明者，上连目珠痛在额前，以阳明经行身之前也。

（三）属少阳者，上至雨角痛在头角，以少阳经行身之例也。

（四）属厥阴者，厥阴之脉会于巅顶，故头痛巅顶。

（五）属太少阴者，二经虽不上头然痰与气逆壅于膈，头上气不得畅而亦痛。

（六）辨法：六经各有见症如太阳项强腰脊痛，阳明胃家实。

少阳口苦咽干目眩之类是

二、头痛之辨证

（一）火盛头痛：凡火盛于内而为头痛者，必有内应之症或在喉舌耳目，别无寒热表症，此热盛于上，察在何经，宜清宜降。若用轻扬散剂，火上升而痛愈甚矣。叶批：必以河间丹溪之法治之，寒凉之药可废乎。

（二）阴虚头痛：凡阴虚头痛者，举发无时，因酒色劳苦情欲，其发则甚，此为里证，或精或气非补不可。叶批：阴虚必阳亢，未可竟补，必兼滋阴降火为治。

（三）阳虚头痛：头痛属里者多因于火，亦有阴寒在上，阳虚不能上达而痛甚者，其之症则恶寒、呕逆，六脉沉微或兼弦细，此阳虚头痛也。

叶批：头痛属阳虚，百中一二，所以多因于火也。

（四）眩晕头重：眩晕或头重者可因之以辨虚实，叶楷：头重与眩晕，不可混同立论。凡病中眩晕，多因清阳不升，上虚而然。为丹溪云无痰不作晕，殊非确论。

叶批：果有确见而言之，如体气肥胖，过食厚味醇酒，胃中必有痰饮，随肝火升腾而作晕者也。

予悬症四十年，治眩晕皆以二陈加黄连、山栀、钩藤、天麻、柴胡、白芍，而愈者多矣。虚则加参、术，如瘦人而胸前无阻滞，胃中无痰，可用地黄汤加黄柏之类。

盖此证因痰火者多，长沙治眩，亦以痰饮为先也。

（五）上虚头痛：头痛属上虚，经曰上气不足，脑为之不满，头为之苦倾，此之谓也。

叶批：眩晕之疾，因痰火者多，仲景治眩亦以痰饮为先，非独丹溪，然丹溪亦言补虚头重属湿气者多，未可为上虚，经云邪之所在皆为不足，上气不足，脑为之不满，耳为之苦鸣，此言邪乘虚客之，非竟言虚也。火盛者，仍以清凉寒药治之。

张石钧曰：羌活，甘草之辛甘发散仅可治风，未能散火，得黄芩以协之，乃分解之良法也，黄芩虽苦寒专志肌表，所以表药中靡不用之，观仲景黄芩汤，柴胡汤及奉议阳旦汤可知。

季按张解以黄芩专走肌表为分解良法，吾向疑羌活治风，于火不宜，今始释然。

齐有堂曰项强，前额两侧连痛，为阳明少阳表症，宜桂枝、葛根、柴胡，以解三阳在经之表。

长洲张氏曰：若农夫田野及惯力役之人，过受燔灼头角额痛发热大渴引饮，脉洪汗大泄者，急作地浆水煎白虎汤加苍术。

吴江徐氏曰暑不挟湿苍术禁用。

第四节 额与眉棱俱痛治法

治风火相煽眉棱骨痛

一、选奇汤（东垣）：防风（一钱）、羌活（三钱）、酒黄芩一钱、冬不用如能食热痛者禁之，甘草（三钱夏生、冬采用）、生姜一片。

冬月去黄芩加香豉（三钱）、葱白二段。

如痛连鱼尾为血虚。加黄芪（三钱），当归（一钱），日晡发热为血热，加白芍（一钱五分），目赤加菊花，鼻塞加细辛，夏日近火痛剧为伏火，加石膏（三钱），头风痛热不止加石膏，麻黄不应属血病也，加川芎儿茶。每服（三钱）水煎稍热食后服。

二、脉弦而两额角傍痛，寒热口苦。小柴胡去人参、姜枣半加栝蒌根。（周氏曰但去人参）

三、眉棱骨、眼眶痛者系肝血虚，见光则痛，逍遥散主之。

第五节　头痛各种治法

一、脉左弦数，右偏头痛，右齿痛治法：

连翘、薄荷、羚羊角、夏枯草花、黑栀皮、鲜菊叶、苦丁茶、干荷叶边。

二、头痒眩晕及偏头痛：主血燥风热。

药解：夏枯草辛寒治头疮。

三、额痛医案：秦笛桥治某右脉弦数，寸部最甚，左脉虚细沉弦，右额角疼痛，日轻夜重，现右目羞明少光，甚则胸泛指麻口干。夫肝从上升，肺从右降责之肝阴不充，肝阳上引，少阳相火侵及肺金。

前医谓中风寒，恐与无涉，姑拟轻清宣扬，以冀火衰风熄，然后和血为主。

黑荆芥、粉丹皮、池菊炭、荷蒂、炒归身、炒山栀、白蒺藜、黑橹豆、炒川芎、石决明、冬桑叶。

四、头痛牵连两眉棱骨者系痰火。

五、头偏左痛医案：

王孟英治叶书三患咳逆上气，头偏左痛，口渴不饥，便泻如水，王瘦石荐孟英视之曰：此肝阴胃汗交虚时，令燥邪，外薄与育阴息风清燥滋液之法日以渐安，服及两月大解反形干结而痊。

六、遍身作痒如虫行之医案：

薛已治一妇年七十五遍身作痛，不发热而痛久虚无汗属火，筋骨尤甚不能伸屈，口干目赤火，头晕痰壅胸膈不利，小便短赤，夜间殊甚，遍身作痒如虫行（身痒阴虚有四证）。

用六味丸料加山栀、柴胡治之，诸症悉愈。

七、巅顶头痛医案：

刘云蜜曰：一妇季冬受寒至于仲春，巅顶并左后脑痛，是原病手足太阳寒水，寒火郁化热上行，以病于手太阳，因风升之化不达，而病亦在左厥阴也。经谓过在巨阳厥阳者诚然，诊者云手太阳热甚于风，足厥阴热胜于湿，更谓脾肺亦有郁热，余止治手太阳而微兼肺，以手太阳之气化在肺，主气者也。心有微热并治足厥阴，以风升之化达，而手太阳之气化乃畅，更微利小肠以通血脉，而和其气，并心经之热亦去，故不必多治他经也。按此亦治巅顶之一因、见寒者温治之未尽耳。

酒片芩二分半、酒枯芩一分半、蔓荆子二分半、防风一分半、黄连二分半、柴胡三分、藁本三分、升麻二分、川芎二分、酒黄柏三分、木通四分、牛膝三分，水煎一剂立愈。

八、头角额痛，发热大渴引饮，脉洪大，泄者，急作地浆水煎白虎汤加苍术。

九、治偏正头痛第一方：

白芷（二两半）、川芎（炒）、甘草、乌头（半生半熟各　，末散细），茶调服。

第六节　头项脊背腰臀腿诸痛辨治

头项脊背腰臀腿诸疼，有内伤外感之别，内伤多虚，亦属气不宣行，外感多实，总由客邪阻气，李晋恒别驾谓督是一身总气管，知此可悟其治法矣。

第七节　各类之身痛

一、身痛属于寒者，凡身痛之甚者，经曰痛者寒气多也。有寒故痛也，必温其经使血气流通，其邪自去。

叶批：以通引经络为主，理气引滞则痛自止。

二、身痛属于阴虚者，凡劳损病剧忽加身痛之甚者，此阴虚之极，不能滋养筋骨，营气惫矣。

叶批：仍有阴虚而筋骨身痛者，必宜滋养，岂可用温热药乎。

第八节　身重头痛之辨证

一、张隐庵曰凡身重皆太阴脾土为病，盖太阴主肌肉，土气不和，不能外通肌肉，故身重。

二、至身重不能转侧则又属少阳证矣。

三、血虚头痛及遍身疼痛，属内证者，误用羌活反致作剧。

四、问其头痛为邪盛，不痛为正虚，暴眩为风火与痰，渐眩为上虚气陷。

五、问其身之部位以审经络，又一身重痛为邪甚，软弱为正虚。

六、又解后额热，此胃中余滞未清，额属阳明，故独热宜清疏之。

七、风温病，自汗出，身重多眠睡，鼻息必鼾。

温证周身骨节酸痛，肩背手臂腰脐胫足诸痛已列于前，则痛已周身矣。兹复列周身骨节酸痛者，何盖以痛在一处邪有专注痛在周身邪则分布也。专注之邪须通凝涩，分布之邪，须解其束缚，故治周身酸痛疏表其大法也。而酸与痛有别，酸轻而浅，痛重而深，酸痛与拘挛又有别，酸痛举动如常拘挛屈伸不利。酸痛在营卫，拘挛病在筋脉。酸痛拘挛又有上下深浅之不同。在身半以上为末疾，浅而易解。在身半以下为本病，深而难祛。上下之酸痛拘挛又有未经汗下与已经汗下之不同，未经汗下属邪盛宜宣伐，已经汗下属正虚，宜调补，明乎此则酸痛在周身，在一处治各有所当，关解表诸方人参败毒散、九味羌活汤，六神通解散，大羌活汤。

温证胫腿痛酸：

（一）温证初起胫腿痛酸者，太阳筋脉之郁也，独活为主。

（二）兼挛者，治在筋加秦艽、木瓜。

（三）兼肿者，治在内加木通、赤芍、槟榔。

（四）兼软者，属湿温，俗名软脚瘟。往往一二日即死。宜白虎加苍术汤或苍术、黄蘗。

结论：此与膝痛颇同，未经汗下则解，表药中加一二肿痛专药。表证已解唯留此一二证未愈者当止邪治之，若屡经汗下而见亦以补肾为主，否则殆。

温证身重：

（一）温病，起身重者，湿胜于热也，苍术为主。

（二）二三日至四五日传变之后汗出更热，而身重者，热壅其经脉也，白虎汤主之。

（三）传里表无热，舌燥便秘腹痛拒按而身重者，内结而气不达于表也，三承气主之。

（四）屡经汗下表热已退身重不可移动，脉虚而无根，舌上无苔，二便自通者，阴阳两亡，筋脉枯竭也，审其阴阳偏胜而治之。

1. 偏于亡阴多燥证，六味合四物为主。

2. 偏于亡阳多脾胃证，六君子合生脉为主。

3. 若阴阳俱竭，则以生脉合六味亦阴阳并补。

第九节　身痛有邪盛血虚之别

一、表邪盛则身痛，其脉浮紧，宜汗解。

二、血虚身亦痛，其脉沉迟，宜新加汤。

要言之，盛者宜损之则安，虚者宜益之则愈。

第十节　身痒之辨治

一、阳明无汗，皮如虫行主久虚。

治法：术附汤、黄芪建中汤。

二、风热身痒，发热无汗，口燥舌干，小大便秘涩。

治法：防风通圣散加羌活

三、风证身痒。

治法：小续命汤去附子加白附子。

四、血虚身痒。

治法：四物汤加浮萍。

第十一节 身重与身痛不能转侧之区别

一、身重不能转侧者，下后血虚，津液不荣于外也。经曰伤寒八九日，下之后胸满烦惊，小便不利，谵语，一身尽重，不可转侧者。

治法：柴胡加龙骨牡蛎汤主之。

二、身疼不能转侧者，风湿相搏于经而里无邪也，经曰伤寒八九日风湿相搏，身体烦痛不能转侧，不呕不渴，脉浮虚而涩者。

治法：桂枝附子汤主之。

第十二节 头晕身重之医案

一、身重异常系少阴极虚之症。冯楚瞻治洪氏子，因劳伤发热，头痛咳嗽胁痛。医谓伤寒，大用发散，一剂汗大出热更甚，神昏见鬼，燥渴舌黑，身重足冷，彻夜不寐，困顿欲绝，脉细数无伦，胃脉微极，此劳伤中气发热。东垣补中益气汤，为此等病而设令阴阳气和自能出汗而解，今更虚其虚，阳气发泄殆尽，所以身愈热而神愈昏，阴阳既脱自尔目盲见鬼，津液既亡，所以舌黑足冷，至于身重异常，此乃足少阴极虚之证，盖肾主骨，骨有气以举则轻，否则重也。

与熟地（二两）、炒麦冬（四钱）、乳炒白术（五钱）、牛膝（二钱）、五味子（一钱）、附子（二钱）。

浓煎人参（一两）煎汁冲服。

口渴另用熟地（二两）、麦冬（五钱）人参（八钱）浓煎代茶。三四剂后汗收热退，舌润神清，咳止食进，后用生脉饮送十补丸（五钱），再以归脾加减，煎膏成丸弹子大，圆眼汤化服痊愈。

肾有气以举则轻，否则重。

二、虚风秘结汗出头晕。王孟英治王子庵令堂年已古稀，患便秘不舒时欲挈挣，汗出头晕，医谓其肝气素滞，辄与麻仁丸等药其势孔亟，伊婿陈载陶屈孟英诊之，脉虚弦而弱是虚风秘结。

予人参、苁蓉、当归、柏子仁、冬虫夏草、白芍、枸杞子、楝实、胡桃仁，数服而愈。

次年秋患脘痞痛胀，医者率进温补香燥之药驯致形消，舌绛气结津枯，始延孟英视之不及救矣。

第十三节　手足太阳之辨证

张石顽曰：头项痛腰脊强，恶寒，足太阳膀胱也，发热面赤恶风，手太阳小肠也。

第十四节　项强之证辨

一、暴强则为风寒，久强则为痰火（久强人多未知）。

二、诸痉项强皆属于湿。

外治法：右颈肿突，芙蓉叶杵烂涂之，治一切痈疽肿毒有殊功。

湿证项强：

（一）温证初起项强兼发热乃邪越于太阳经也，羌活为主。

（二）狂燥正盛而项强热壅经脉也，石膏黄芩汤主之。

（三）屡经汗下发热已退而后项强者，血燥而筋无养也，四物六味为主。

（四）此外若伤寒发痉之项强，亡阳漏风之项强则又有仲景之法在。见广温热论。

温热之汗：

（一）自汗：温邪自内蒸出于表，初起作寒热时多自汗甚至淋漓不止，不可以表，虚论兼头痛身痛仍以解表为主，羌活、柴、葛之类。

1. 兼烦渴宜治明之热，白虎黄芩之类。

2. 有热有结，破结热始解，小陷胸三承气之类。

3. 直至屡经汗下邪已全退，脉虚而舌无苔，二便清利如常，内外无热证方可从虚敛汗。

结论：盖以温澄得汗为邪有出路而宜敛汗者恒少也。

（二）温证初起盗汗者，邪在半表里也。

1. 胸肋痞闷达原饮小柴胡汤。

2. 汗下后大热已退有盗汗者余邪不尽也。小承气小陷胸，吴氏承气养营诸方，清其伏匿余邪盗汗自止。

（三）战汗：温证不论起初末传以战汗为佳兆，以战则邪正相争，汗则正逐邪出，然有透与不透之分。

凡透者汗必淋漓，汗发身凉，口不渴，舌苔净，二便清，胸腹肋无阻滞结痛，始为邪解之战汗，否则余邪未尽，而腹热，则又有再作战汗而解者。有战汗须三四次而解者，有战汗一次不能再战，待屡下而退

者。有不能再作战汗既加沉困而死者。总视其本气之
强弱何如耳。

凡战汗之时不可服药补，则战汗止而汗不透留邪
为患。

汗下则太过而成虚脱，应听战汗透彻再观脉证施
治，当战时或多与热汤饮之助其作汗战汗之时脉多停
止勿讶，待战汗之后脉自见也，大抵战汗之脉以浮为
佳，邪出于表也。若见虚散微涩，煎独参汤以待之，
防其脱也，贫者来饮聊代之，然必察其战汗后系邪净
而气欲脱方可用补，凡战汗后神静者吉；昏躁者危气
细者吉；气粗而短者危，舌痿不能言者死，目眶陷目
转运戴眼反折者死。

形体不仁，水浆不下者死。战汗虽为佳兆，大有
吉凶，而所以得战之由亦非一致，常见服大发汗药毫
不得汗，而饮水得汗者，又有用下药得战汗者；活血
凉血得战汗者；生津益气得战汗者种种不一，当知战
汗乃阴阳交和表里通达自然而然非可强致也。

（四）狂汗：温证临解有忽手舞足蹈跳床投楹而
发作汗者最为骇人。然须验是否作汗，作汗之脉浮而
缓，浮为邪还于表，缓则胃气自和，待汗透自愈。

若脉浮洪浮数浮滑浮散虽有汗亦为发狂非作汗
也。

自汗不第属阳虚，盗汗不第属阴虚，辨方书皆谓自汗属阳虚，盗汗属阴虚，余按何西池医碥云伤寒始无汗，后传阳明即自汗，岂前则表实后则表虚乎。

又云：人寤则气行于阳，寐则气行于阴，若其人表阳虚者遇寐而气行于里之时，则表更失所获而益疏，即使内火不盛而阳气团聚于里与其微火相触发亦必汗出，是则自汗不第属阳虚，盗汗不第属阴虚矣。

手冷如冰，头目自汗，昧者鲜不畏为阳虚自汗。余治冷朱氏引泽民汗出如雨，肢冷如冰，始终投以白虎合生脉散数剂而愈，以正值酷暑，时与此案，颇相符合故录之。

第十五节　头胀痛属暑风袭肺之治法

用抚芎（二分）同石膏包煎。

第十六节　手稍稍冷之辨证

冷则为感寒，不冷则为伤风，素清冷则为体虚。

第十七节　手足瘫痪之证辨

一、左手足臂膊不举或痛者属血虚有火。

二、右手足臂膊不举或痛者属气有痰。

温证足痛：温证初起足痛，有因素有脚气痼疾者，但治温邪于解表，药中微加槟榔、木通，若已经汗下表里俱平而足痛不止，则消息其肾家虚实同膝胫痛法治之。

第十八节　两足皮膜痛之治案

叶天士治某两足皮膜抚之则痛，由厥阴犯阳明胃厥所致。脉弦而数治当疏泄。

川楝子、延胡、青皮、黑山栀、归须、桃仁、橘红、炒黑楂肉。

足心热宜滋肾丸，此丸治阴虚大渴小便涩痛，热起足心。

滋肾丸系大补丸十分加知母七分，肉桂一分，滴水为丸，食前沸汤下七八十丸。

凡热在足心直股内而入腹者，谓之阴火，起于涌泉之下，虽热而不发渴为热在膀胱，滋肾丸主之（见张氏医通)。

第十九节　腰脊肩背尻骨之痛

一、腰为肾系所贯，脊为髓筋所通，脊所重者全在于腰。腰脊为身之大关节。

（一）辨证：

1. 督之为病，脊强而厥冷。

2. 腰者肾之府，转摇不动肾将惫矣。

3. 项背强者，太阳表邪也。

4. 老伤则喜忘其前言，腰脊不可以俯仰屈伸。

5. 暴痛为外感，久痛为肾虚挟滞。

（二）药味：

1. 鸡头实主湿痹腰脊膝痛。

2. 萆薢主治风湿腰湿痛强，以其燥湿宣通也。

3. 薏苡仁白术利腰脐间气。

4. 枸杞治风湿之腰背强，以其活络周转血脉。

二、背者胸中之府，背屈肩垂腑将坏。暴痛为外感，久痛为虚损挟郁。

孙东宿曰治腰痛用威灵仙，此治痛之要药，为细末每服二钱。以猪腰子一枚劈开掺药在内，湿纸煨热，五更细嚼热酒下。钧元载凡寒湿腰痛，治以温补而未尽霍然者，因温邪留滞在经，他药不能祛也，须于滋阴益阳中用此味同苍术为主乃获痊愈。

三、尻骨腰以下十七椎至二十一椎五节之骨也，末节名尾间，一名骶端，一名橛骨，一名穷骨。暴痛为太阳经邪，久病为太阳经火。按徐灵胎曰腰痛属虚者固多，而因风寒、痰湿、气阻、血凝者亦不少，一味蛮补必成痼疾，不可不审。

温证腰痛酸：

（一）温证腰痛兼发热者，太阳受病也。独活为主，兼病加法如下：

1. 兼胀者气滞也，加槟榔。

2. 兼重者夹湿也，加苍术。

3. 牵引少腹及两胁者气滞血瘀也。加青皮、乌药、赤芍、元胡，通理气血疏达肾肝。以上皆邪盛时实证治法。

（二）初起夹肾虚阴伤者，腰痛独甚于周身兼酸痿无力，尺脉且弱，后来传变必危。当初起在表即加人参、知母、生地，预顾其阴，则危殆差减，若徒用攻伐之品邪之深入者，未必去而阴液大伤阳气骤脱，则沉昏舌黑，直视失尿，厥逆诸证迭见。

注意：腰乃肾府，为先天根本，肾虚则腰痛，治温邪者不可不察。

结沦：要知温邪初起时腰痛尚有虚实之分，若汗下后而见腰痛其为肾虚不待言，治宜六味四物，若更与疏通则大误。

第二十节　肩背症各种治案

一、肩背牵引不舒案：尤在泾治某寒热后，邪走少阴之络，猝然不语，肩背牵引不舒，宜辛以通之。

菖蒲、远志、甘草、木通、当归、丹皮、丹参、茯苓。

柳宝诒云按，方法轻灵，恰合余邪入络治法。

二、背常恶寒案：王旭高治某，背为阳位。心为阳藏，心之下即胃之上也，痰饮窃踞于胃之上口，则心阳失其清旷，而背常恶寒，纳食哽噎，是为膈证之根，盖痰饮属阴碍阳故也。

川附、桂枝、薤白、丁香、杏仁、栝蒌皮、白蔻、豆豉、神曲、旋覆花、竹茹、枇杷叶。

按昔治汤叙五之背恶寒亦用附子汤，但未用化痰药故不效耳。

三、背寒独甚案：王旭高又治某舌白脘闷，背寒独甚，拟宣通阳气以化痰浊。

麻黄、桂枝、杏仁、炙甘草、半夏、茯苓、陈皮、鹿角霜、石菖蒲（原注以上金匮法）。

四、背脊热而眩悸案：王旭高又治某脐以上有块一条，直攻心下作痛，痛连两胁，此属伏梁为心之积，乃气血寒痰凝聚而成，背脊热而眩悸营气内亏。法以和营化积。

当归、半夏、瓦楞子、香附、丹参、茯神、陈皮、木香、川楝子、延胡、砂仁。

药性：瓦楞子甘咸平化痰积消血块。柳宝诒云按方亦平稳熨帖。

五、气攻背脊如火之灼案：

王旭高治某肝为风脏而主筋，心为火脏而主脉，心包络与三焦相为表里俱藏相火，心包主里，三焦统领一身之络，此病起于病后心中嘈热，胸前跳跃继而气攻背脊如火之灼，或大或小或长或短皆在经络脊脉之中，良由病后络脉空虚，相火内风走窜，如络非清不足以熄火，非镇不足以定风，然而络脉空虚使非堵截其空隙之处，又恐风火去而复入，故清火熄风填窍三法必相须为用也。第此证实属罕见，医者意也以意会之可耳仿仲景法：

羚羊角、寒水石、滑石、紫石英、龙骨、石决明、生石膏、磁石、赤石脂、牡蛎、大黄、甘草（各二钱）。

上药研末，每服（一钱），一日三服。用大生地一两、百合一两煎水调服。

柳宝诒云，按金匮中风门有侯氏黑散风引汤二方，其用意以填窍为主，喻西昌论之详矣，诸者取喻氏之论观之即识此方之意。

温证肩背痛酸：

温证初起肩背痛并发热者，足太阳经脉受邪也，证同项强亦羌活为主，解表则痛自已。户背痛而胀兼胸胁。胀者邪客募原也。草果、厚朴、槟榔、莱菔子为主，已经汗下身热退而肩背痛不止者则有经隧阻滞，血脉空虚之别。经隧阻滞者，脉多有力。证多热渴，清热治血为主，黄芩、赤芍、归尾、红花之类。血脉空虚者证多痿困，脉多芤涩，养血益气为主，六味生脉或四物合参芪之类。又有平素劳倦内伤而背痛者，膏肓二穴者当以东垣内伤诸论察之。《广温热论》。

第二十一节　胫臂膝足各类之问法

一、胫臂冷否：胫是足节，肢是手节。凡阴病厥冷，两臂皆冷，但胫冷臂不冷则非下厥上行，故知非阳微寒厥，而合用祛湿药。

二、胫酸眩冒：髓空无力则胫酸，精衰则气去，故眩冒不知。

三、膝酸软否：暴酸软则为脚气或胃弱久病则为肾虚。

四、骤感风湿两膝刺痛酸软治案：王孟英治一劳力人，阴分素亏，骤感风湿，两膝刺痛酸软不能稍立，此病延久即成鹤膝风。

王孟英以六味地黄汤加独活豆卷一剂知二剂已。

五、脚肿痛否：肿痛者多风湿，不肿胫枯时而痛者为血虚，为湿热下注。

温证膝痛酸：

（一）温证初起膝痛发热者邪在太阳经也。独活、槟榔为主。兼证加药如下：

1.兼软者湿甚也，苍术为主。

注意：特太阳之一证，初起以解表为先，膝痛专药一二味而已。

（二）若经汗下表邪大势已解，便当审其邪气之有无正气之虚实，倘余邪尚有不实，则下部必仍有湿热壅滞，如骨蒸，十便黄亦之证，可见，薏苡仁清湿热，槟榔、木通通其滞。

（三）筋挛则秦艽木瓜，筋缓则苍术、防己，红肿则丹皮、赤芍、续断、芎归。

（四）无余邪而见心悸，二便频数，更尺脉弱小者则六味加牛膝、枸杞、知蘗滋阴益肾，专顾其虚，不然必致残废。见广温热论。

第二十二节　鼻与咽之问法

一、鼻有涕否：或无涕而燥，或鼻塞，或素流涕不止，或鼻痔，或酒齄。

肺热甚则出涕为郁火，病两寸必浮数，故热结郁滞，壅塞而气不通，江应宿用升阳散火汤。

方用：升麻、白芷、黄芩、牛蒡子、连翘、石膏、防风、当归、荆芥、白蒺藜、甘草。

二、咽痛否：暴痛多痰热，惯痛多下虚。

咽痛龈肿治案：王孟英治许安卿患咽痛，疡科黄秀元连与升散之药，延及龈肿牙关不开，舌不出齿，自汗脉涩，绝谷濒危，其族兄辛泉逆孟英往勘，即洗去满颈敷药，而以菊叶敷涂，吹以锡类散。煎犀羚、元参、射干、马勃、栀、贝、山豆根等药灌之数日始痊。

第二十三节　心烦痛之问法

一、心痛否，暴痛属寒，久痛属火、属虚。

二、心烦否或烦躁不宁，或欲吐不吐，谓之嘈杂；或多惊恐，谓之怔忡。

三项：问汗

问汗者以察表里也，各类列之如下：

（一）有汗无汗辨：

1. 凡表邪盛者必无汗，有汗则邪随汗去。

2. 然有邪在经而汗在皮毛者，有汗后邪减未尽者，不可因有汗而谓无表邪也。叶批但言伤寒之汗。

3. 外感有汗则为伤风，无汗则为伤寒，杂证则为阳虚。

4. 问其汗之有无，以辨风寒以别虚实。

5. 伤风自汗不渴。

6. 中暍自汗渴。

7. 伤寒无汗脉浮紧。

8. 冬温无汗脉不浮。

9. 下行为溺，上行为沫，旁溢为汗。

（二）温暑之汗：凡湿暑证，有因邪作汗，有得汗不解皆表证也，表邪未除，在外则连经，在内则连脏，皆有证可凭，有脉可辨，叶批但言温暑之汗。

（三）阳虚之汗：凡全非表证，有阳虚而汗者，须实其气。

（四）阴虚之汗：凡全非表证，有阴虚而汗者，须益其精。

（五）火盛而汗，凉之。

（六）过饮之汗，清之。

以上论汗证之有阴阳表里不可不察也。

叶批：如此治法焉得有误。

一、汗之脉象

（一）汗，脉浮虚或濡或涩。

（二）自汗，在寸。

（三）盗汗，在尺。

自汗忌生姜，以其开腠理故也。

二、盗汗之辨证：

（一）睡中出汗：外感则为半表半里邪。

（二）内伤则为阴虚有火。

三、汗出之治案：

（一）合目汗出案：王孟英治许叔超龄大母患疟，延孟英治之，脉弦滑而数，脘闷便秘合目汗出，口渴不饥，或虑高年欲脱。

孟英曰：此温补挟素盛之痰所化，补药断不可投，与知、芩、蒌、杏、翘、贝、旋、茹、连、斛、雪羹为方，服果渐效。

（二）肢冷自汗，仅出头面案。

王孟英治翁嘉顺室，产后患风温，经孟英治愈，病染于姑，孟英诊曰，高年阴气太亏，邪气偏盛，玉版论要云，病温虚甚死，言人之真阴甚虚，曷足以御邪热而息燎原，可霁在雨候之期乎，至十四天果殒，而嘉顺亦染焉。

初发热即舌赤而渴，脉数且涩。孟英曰非善证也。盖阴虚有素，值忧劳哀痛之余，五志内燔，温邪外迫，不必由卫及气，自气而营，急与清营，继投凉血，病不稍减，且家无主药之人，旁议哗然，幸其旧工人陈七颇有胆识，力恳手援。

孟英曰，我肠最热，奈病来颇恶，治虽合法，势必转重，若初起不先觑破早已殆矣。吾若畏难推诿，恐他手虽识其证，亦无如此大剂，车薪杯水何益于事，吾且肩劳任怨，殚心尽力以图之，病果日重昏瞀耳聋，自利红水，目赤妄言。

孟英唯以晋三犀角地黄汤，加银花、石膏、知、斛、栀、贝、花粉、兰草、菖蒲、元参、竹沥、竹茹、竹叶、凫茈、海蛇等出入互用，至十余剂，舌上忽布秽浊垢苔，口气喷出臭味难闻，手冷如冰，头面自汗，咸谓绝望矣。

孟英曰生机也，彼阴虚热邪深入，予一以清营凉血之法服已逾旬始得，营阴渐振，推邪外出乃现此苔，唯本元素弱不能战解故显肢冷，而汗仅出于头面，非阳虚欲脱也。

复予甘寒频灌，越三日汗收热退苔化肢温，自始迄终，犀角共服三两许。未犯一毫相悖之药，且赖陈七恪诚始克起死回生，继以滋阴善后而康。

（三）有汗无汗之辨治案：召孙兆治俞伯道忽患微热心下满，头痛汗不能解。众医以为温病用表，有谓食在膈者，治之不愈，召孙至。

用半夏茯苓汤。问其故，曰头有汗心下满非温病，乃水结胸也，小便既去，其病乃愈。

且如湿气心下满，自当遍身有汗。有食心下满，岂得有汗。著言是表，身又不恶寒疼痛，表证仍在，故凡水结胸，头必有汗。

（四）久不出汗案：龚子才治一人头痛发热憎寒，身痛发渴谵语，日久不出汗。

以大梨一枚，生姜一块同捣取汁，入童便一碗，重汤煮熟食之，汗出如水即愈。

药解：生姜非发，何以能出汗。能行津液，盖取横散之功。

梨润肺凉心，童便滋阴降火。

（五）大汗大渴外治法案：许少卿室大汗大渴，面赤足冷，彻夜不寐。

外治法：烧铁淬醋令吸其气，蛎粉扑止其汗，生附捣贴涌泉穴甚效。

（六）文蛤散治自汗盗汗，五倍子为末，用津唾调，填满脐中，以绢帛系缚一宿即止，加白术末尤妙。

又方：用何首乌末津唾调，填脐中即止。

温热之汗：

1.自汗：温邪自内蒸发出于表，初起作寒热，时多自汗，甚至淋漓不止，不可以表。

虚论兼头痛，身痛，仍以解表为主，若羌、柴、葛根之类。

（1）有热有结，破结热始解。小陷胸汤，三承气之类。

（2）直至屡经汗下，邪已全退，脉虚而舌无苔，二便清利如常，内外无热证，方可从虚敛汗。

结论：以温证得汗，而邪有出路，而宜敛汗者，恒少也。

手足如冰，头目自汗，昧者鲜不谓为阳虚自汗。余治冷朱氏汗出如雨，肢冷如冰，始终投以白虎合生脉散药剂而愈。以时值酷暑，与此案颇相符，今故录之。

余治周良田温热病，久不出汗，用养之五汁饮，汗大出而愈。

2. 盗汗：温证初起，邪在半表里也。

（1）胸胁痞闷达原饮，小柴胡汤。

（2）汗出后大热已退，有盗汗者，余邪不尽也，小承气、小陷胸，吴氏养荣诸方，请其伏匿其余邪，盗汗自止。

3. 战汗：温证不论初起末传，俱以战汗为凭，以战则邪正相争，汗则正逐邪出，然有透与不透之分。

凡透有汗必淋漓，汗后身凉，口不渴，舌苔净，二便清，胸腹胁无阻滞结痛，始为邪解之战汗，否则余邪未尽而复热，则又有再作战汗而解者，有战汗须三四次而解者，有战汗一次不能再战，待属下而退者，有不能再作战汗，既加沉困而死者，俱视其本气之强弱何如耳。

凡战汗之时，不可服药，补则战止而汗不透，留邪为患。

汗下则太过，而成虚脱，应待战汗透澈，再观脉证施治，当战时或多与热汤饮之，助其作汗。战汗之时，脉多停止，勿讶，待战汗之后，脉自见矣。大抵战汗之脉以浮为佳，邪出于表也。

若见虚散微涩煎独参汤以待之，防其脱也。贫者米饮聊代之。

然必察其战汗后，系邪净而气欲脱，方可用补。

凡战汗后，神静者，言昏躁者危，气细者、气粗者与短者危，若痿不能言者死，目眶陷，转运不活者死。形体不仁，水浆不下者死。

战汗虽为佳兆，大有吉凶，而所以得战之由亦非一致。尝见服大发汗之药，毫不得汗，而饮水得汗者，又有用下药得战汗者，活血凉血得战汗者，生津益气得战汗者种种不一，当知战汗乃阴阳交和表里通达自然而然非可强致也。

4.狂汗：温证临解，有忽手舞足蹈，跳床投踏，而后作汗者，最为骇人。

然须验是否作汗，作汗之脉浮而缓，浮为邪还于表，缓则胃气自和，待汗透自愈。

若脉浮，洪浮数，浮滑浮散，虽有汗，亦为发狂，非作汗也。

自汗不第属阳虚，盗汗不第属阴虚，辨方出皆谓自汗属阳虚，盗汗属阴虚。余按何两池医碥云，伤寒始无汗后传阳明，即自汗，岂前则表实，后则表虚乎。

又云：人寤则气行于阳，寐则气行于阴，若其人表阳虚者，遇寐而血行于里之时，则表更失所获而益疏，即使内火不盛，而阳气圜聚于里，与其微火相触发亦无汗而第属阴虚也。

四、发汗法：

（一）养液作汗：舌干脉数，汗为热隔，虽发之亦不得，唯宜甘寒养液，虽不发汗，汗当自出，然必是温后，热退乃吉。

青蒿、知母、芦根、生地、蔗浆、竹叶。

（二）香燥去湿：湿邪则用香燥之药发汗，即以去湿。

（三）滋润作汗：燥病则用滋润之药，滋水即以作汗。

五、五液：

（一）在液为涎，五液皆肾所主之水也。脾土不能制水，则水湿而为涎。脾寒者其涎清冷，脾热者其涎稠黏。

（二）五脏分部：

1.心为汗，心主血，汗乃血之液也。

2.肺为涕，出于肺窍之鼻而为涕。

3.肝为泪，出于肝窍之目而为泪。

4.脾为涎，出于脾窍之口而为涎。

5.肾为唾，肾经上贯膈入肺中，循喉咙挟舌本、舌下廉，泉玉英上液之道也，故肾为唾。经曰液者，所以灌精，濡空窍者也。

以上是为五液。

四项：问胸

胸即膻中，上连心肺，下通脏腑，胸腹之病极多，难以尽悉，而临症必当问者，为欲辨其有邪无邪及宜补宜泻也。

一、胸腹之治法：

（一）胸腹胀满，不可用补。

（二）不胀不满，不可用攻。

（三）然痞与满不同，当分轻重。

1.轻者，但不欲食，似胀非胀，中空无物，乃痞气，非真满也。

2.重者，胀塞中满是实邪，不得不攻。

叶批：胸腹胀满固不可补，不知饥饿，似胀非胀，此浊气未清，但当理滞气，不宜骤用参芪来补，住浊气而为腹满，经云浊气不降则生䐜胀。

（四）察胸腹宽否，凡今人病虚证者极多，非补不可。叶批：竟言补不分气血。

欲察其可补不可补之机，则全在察胸腹之宽否何如，然后以渐而进，如未及病再为放胆用之。补中兼疏得其法矣，观东垣用药法可知。

（五）胸腹胀忌补。凡势在危急，难容少缓者，必先问其胸宽乃可骤进。若元气虚而胸腹又胀，必虚不受补之证，强进补剂非唯无益，适足招谤。叶批：

非虚不受补，当用疏补兼行之法，虚不受补乃俗说非正论。

【附】胸腹胀医案：

余听鸿治常熟青果巷吴铸庵先生年五十余，平素有便溏，清晨泄泻后腹胀脐突，腰平背满，囊茎腿足皆肿，两臂胁肉渐削。余曰泻伤及脾肾，非温补不可。后进参、术等补剂，服三剂腹胀仍然。二次邀予诊，见其案头有临证指南、医方集解等书。余曰阁下知医，莫非更吾方乎？彼曰实不相瞒，将方中略加枳、朴、香、砂等味耳。余曰既然同道，若不依予断难取效。余存之方切不可更动，约服四五十剂即可痊愈。仍进参、术、芪、草、益智、巴戟、仙灵脾、补骨脂，姜、枣、桂、附等，服四五十剂便溏已止，胀势全消，至今四年强健如昔。

所以辨虚胀实胀大约在便溏、便坚之间，亦可稍有把握庶不致见胀即攻伐克消乱投也。

(六)虚痞可补间亦有之，愚胃胸次如天，天空则生气流行不息，然虚痞可补之证，间亦有之。

1. 气虚者宜温补。

2. 阴虚者宜滋填。

3. 痰饮凝聚。饮食停滞及温热疫证，邪踞募原者，皆宜开泄为先，不但补药忌投，即凉润之品亦在所禁。

4. 诊要。恐病人言之未确，医者必手按其胸腹有无坚硬，拒按，始可断其邪之聚散，最为诊要。

5. 更有内痈一证，尤当留意。

（七）结胸痞气之辨证，问胸者该胃口而言也。浊气上干则胸满痛为结胸，不痛而胀连心下为痞气。

（八）胸膈满之症辨，已下为结胸，未下为邪入少阳经分，非结胸也。素惯胸满者，多郁，多痰火，下虚。

（九）腹中痞块之辨治。或脐上有痞块，或脐下有痞块，或脐左有痞块，或脐右有痞块，或脐中有痞块，不可妄用汗吐下及动气凝滞之品，宜兼消导行气之药。

（十）饥时胸中痛为虫。

二、少腹大腹脐下暨痛之部位：

（一）少腹属脐下两旁，上连季胁亦属肝。季胁上连肋骨属胆，血室乃肝所司，血室大于膀胱，故小腹两旁谓之少腹，乃血室之边际也，属之于肝。

（二）大腹与脐属脾，脐又属小肠。

（三）脐下属肾，膀胱亦当脐下，故脐下又属膀胱，大肠在膀胱之后，故脐下又属大肠。

（四）腹痛之部位：

1. 中脘属太阴。

2. 脐腹属少阴。

3. 小腹属厥阴。

以上所言指各经所隶而言其常也。

4. 凡伤寒腹有燥屎者往往当脐腹痛不可按，或欲以手擦而移动之则痛似稍缓。

凡验伤食，舌苔舌根色黄而浊。

仲景伤寒论有云：病人不大便五六日，绕脐痛，烦躁，发作有时可以为证，此其变也。

三、胸腹诸疾之治案：

（一）少腹作胀案，尤在泾治某疟后，胁下积痞不消，下连少腹作胀，此肝邪也，当以法疏利之。

人参、柴胡、青皮、桃仁、茯苓、半夏、甘草、牡蛎、生姜。

柳宝诒云，按此小柴胡法也。加青皮以疏肝，桃仁以和瘀，牡蛎以软坚，用意可云周到，唯少腹作胀，乃肝邪下陷之证，若再加川楝子、归尾、延胡似更完善。

身凉腹热未退，此脾家有火也，加生白芍清之。

（二）胸拒按神昏如寐案。王孟英治其三女杏宜年十四，因侍姊病过劳且浃旬风雨，寒气外侵而自恐不支，勉强纳食起病，则凛寒微热，骸肿而酸，泛泛欲呕兼以微嗽，适余归之次日也。

视其苔微黄而腻尖微绛，脉缓滑，以枳实栀豉汤加前胡、苏、杏、桔、芩、菔饮之，日晡余游南乡归，内子述服药后神情昏瞀呕出药食，恐夹痧邪，曾为刮背。余谓此食滞上焦浊未下行耳，迨夜颇静。诘朝察之，胸仍拒按，原方加菖蒲、紫菀投之予即游硖川黄昏而归，内子云午后神复瞀乱恐有变症，明日君毋他往也，予颔之，夜间小静，次早问答如常，胸犹拒按，因其吐既未畅大便未行，以前方合小陷胸为剂，外用朴硝罨其胸，次至巳刻而神昏如寐，引衣自覆呼之不应，时或妄言，面色晦滞，四肢时冷，内子对之下泪，予按脉如故，确系浊气上薰清阳失布，既非寒邪深入，亦非温热逆传，原方再服一帖病如故。

余再四思维，经以薤白石菖蒲（各二钱）、蒌仁（三钱）煎成和入醇酒一杯灌之，外用葱白杆罨胸次牙皂末吹鼻取嚏，时将薄暮至更始得微汗，而肢和寻即溏解一次而识人夜分安眠。第四五日胸次已舒，略带谵语乃目有妄见，寐即恶梦，时有潮热。

余以蒌、薤、菖、茹、翘、薇、菀、半、栀、豉、省头草等药通腑涤浊，连解三次各恙皆平，改用清肝肃肺法至七朝身凉痊愈。

四、胸腹诸症之药味：

莪花：苦寒力猛荡涤胸中留滞。

桔梗：微温有小毒，治胸肋痛如刀刺。

前胡：苦寒，治胸肋中痞。

香附：甘微寒，除胸中热充皮毛。

半夏：治胸胀。

紫菀：治胸中寒热结气，谓助少阴火热之气，能利三焦而上达也。

橘皮：苦辛，温主胸中瘕热逆气。

干姜：治胸满欬逆上气。

薤白：辛苦温滑，仲圣用治胸痹，功用在散结通阳。

竹沥：甘大寒，治胸中火热。

常山：有升降阴阳之功能，治胸中痰结吐逆。

茯苓：主胸胁逆气。

旋覆花：主治胸中满。

五、胸上之部位暨心腹痛之问法

（一）胸内最上为肺，肺下为心为包络。

（二）心腹痛当问新久。

六、心下满之辨证

（一）因下致满为痞气。

（二）手按拍之有声又软，此停水。

（三）手按则散，此虚气。

（四）手按鞭痛，此宿食。

七、胸闷不舒之医案

王孟英治许芷卿之太夫人患感连服温散，转为肢厥便秘、面赤冷汗，脉来一息一歇，举家惶惶虑即脱变。孟英视其苔黄腻不渴，按其胸闷而不舒，且闻其嗅诸食物无不极臭，断为暑湿内伏，挟痰阻肺。肺主一身之气，气壅不行，法宜开降，是虚脱之反面也。设投补药则内闭而外脱，昧者犹以为投补迟疑而不及救，孰知真实类虚不必以老年怀成见，总须对证为良药，果一剂而脉至不歇，转为弦滑，再服汗止肢和，便行进粥，数贴而愈。

方用：紫菀、白前、竹茹、枳实、旋、贝、杏、蒌、兜铃、枇杷叶。

按肢厥固易知，其为热厥而冷汗之见，断为暑湿内伏，挟痰阻肺殊不易辨。

胁肋痛：腋下为胠，胠下为胁，胁下为肋，肋下为季胁，季胁下为眇。

（一）肝胆脉布胁，而心包络筋脉亦挟胁。

（二）肝脉布肋，而脾脉亦结肋。

（三）胆筋脉乘季胁，而肺筋亦抵季胁。

（四）胆脉乘眇。

是胁痛未必尽由肝胆，而肝胆居多。

大抵分气血食痰四种，而怨气瘀血居多，治者须分左右审虚实。

1. 左痛多留血或肋下有块。

2. 右痛多气郁，气郁则痰亦停。

然左血右气亦难沘定。大抵瘀血按之痛，不按亦痛，痛无时息而膨胀。

气痛则时止而膨，得暖即宽，以此辨之。

死血阻滞之胁痛症（状）日轻夜重，午后发热，脉短涩。

治法：桃仁承气汤加鳖甲香、芎、归之属。

痰饮之胁痛，脉弦滑导痰汤。

悲哀伤肝之胁痛，气引两胁疼痛，枳实煮散。

房劳伤肾之胁痛。气虚血滞，胸胁多有隐隐作痛，宜补肾加芎、归之类和血。

食之胁痛。凡痛有一条杠起者是也，煮黄丸，（见心痛）治胁下痃癖痛如神。

干胁痛。酒色太过，胁下一点痛不止，名干胁，痛甚危，唯大补气血而已。

胁引小腹痛。肝虚，视物不明筋脉拘急而青爪甲枯，胁引小腹痛，补肝汤。

气实之胁痛。药用枳壳、青皮、姜黄、香附、甘草，有痰加苍术、半夏、白芥子、枳壳，乃治胁痛之剂。

火实胁痛。宜龙荟丸、柴胡、青皮，但忌陈皮、生姜、细辛。

按火盛忌热药，三者性热而味又辛散，火得风而益炽也，故忌辛。

凡痛而肋骨偏举者，肝偏举也。

八、胸中有痰饮者：胸中有痰饮者，食易下而水反唯下矣，见医贯砭。

九、脐部之医案

（一）环脐硬痛异常。

王孟英治朱某患痢于越，表散荡涤滋腻等药备尝之矣。势濒于危始返杭乞孟英诊之。神气昏沉，耳聋脘闷，口干身热，环脐硬痛异常，昼夜下五色者数十行，小便涩痛，四肢抽搐，时时晕厥，曰此暑湿之邪，失于清解，表散荡涤，正气伤残而邪乃传入厥阴，再以滋腻之品，补而锢之，遂成牢不可拔之势，正虚邪实危险极矣。与白头翁汤加楝、实、苡、蓉、芩、连、栀、芍、银花、石斛、桑叶、橘叶、羚羊角、牡蛎、海蛇、鳖甲、鸡内金等药，大剂频灌一帖而抽厥减半，四帖而抽厥始息，旬日行便色始正，溲渐清长，粥食渐进，半月后脐间之硬始得尽消。改用养阴调理逾月而康。

（二）当脐鞕痛，又治庄芝阶舍人之外孙汪震官春前陡患赤痢。孟英诊之脉滑数而沉。面赤苔黄手足冷过肘膝，当脐鞭痛，小溲涩少，伏热为病也。与大剂：芩、连、栀、楝、滑石、丹皮、砂仁、延胡、楂、麯、银花、草决明等药，两服手足渐温而脚背红肿起疱如葡萄壳大一二十枚，四服后腹痛减，苔退而渴，于原方去楂麯、砂仁，加白头翁、赤芍、海蛇，旬日后痢色转白而腿筋抽痛乃去。丹皮、滑石、赤芍加鸡金、橘红、生苡、石斛，两服痛止溲长粪色亦正，脚疱溃黄水，而平谷食遂安，改用养胃阴清余热之法而愈。闻孟英治此证每剂银花辄两许，尚须半月瘳，设病在他家焉能如此。恪信苟遇别手断无如此重剂，况在冬春之交诚古所未有之，痢案后人恐难念及。

(三) 脐旁坚硬：

又治孙渭川年逾七旬，脉象六阴，按之如无，偶患音嘶痰嗽舌绛无津，孟英用甘凉清润法，音开而嗽不已，仍与前药，转为滞下色酱溺赤，脐旁坚硬按之趯趯跳跃也。舌犹枯绛，渴饮不饥，人皆危之。

孟英曰肠热出腑而出痢不足虑，第高年阴液难充不能舍凉，润为方，苟犯温燥其败可必，幸渠家平素恪信，竟服犀角、地黄、知母、银花、苁蓉、花粉、麦冬、白芍、石斛、楝、实等药十余剂痢止而脐旁柔软，因去犀角，加西洋参，又服两旬始解，燥矢而溲澈胃苏，又服半月复得畅解。舌亦润泽而愈。

1. 凡患伤寒而小水利者以太阳之气未剧即吉兆也。

2. 后阴开大肠之门而其通与不通，结与不结可察阳明之虚实。

3. 凡大便热解而腹中坚满者方属有余通之可也。

4. 若新近得解而不甚干结或旬日不解，而全无胀意者，便非阳明实邪。

5. 仲景曰大便先鞭后溏者不可攻，可见后溏者虽有先硬已非实热，矧夫纯溏而连日得后者又可知也。若非真有坚燥痞满等症，则原非实邪，其不可攻也，明矣。

五项：问便

二便为一身之门户，无论内伤外感皆当察此，以辨其寒热虚实。

察便之利结：

一、盖前阴通膀胱之道，而其利与不利，热与不热，可察气化之强弱。

大小便之辨证

（甲）小便：

1. 凡小便人见其黄便谓是火，不知人逢劳倦小水即黄，此劳役之火。

2. 焦思多虑亦黄，劳心而火动。

3. 泻痢不期亦黄，津液耗而火动。

4. 酒色伤阴亦黄，阴虚火动。

5. 使非有或淋或痛热症相兼，不可因黄便谓之火，予见逼枯汁而毙人者多矣，若用通利则逼枯汁，若讲培养而兼清焉得逼枯。经曰中气不足溲便为之变义可知也。

①燥病溺多清黄。

②湿病溺多浑浊。

③湿热温邪溺多浑黄浑赤。

④有病湿而溺不浑浊者，在外感为邪郁气分，气不行者以致湿热流而不行。在内伤为气虚不能传化。

叶批云：中气不足溲便为之变，不可因溺黄而谓之火强逼枯汁以毙人，叶氏谓妄用通利逼枯汁，如养阴清热何至逼枯，若经言变者非云小溲黄赤也。统指二便异于常时也。临病问便慎之至也。

按小便或不禁，或淋漓短少频数，或清而多，大便或滑泄，或燥结皆异于平日之调和，故谓之变，况劳倦焦思泻痢酒色为虚火，若暑热下利小便淋痛乃邪火当分别而治，不可云无火而温补以误人，内经言邪之所在皆为不足，因不足而邪客之为病，后人脱却上文邪之所在句，竟言虚而用补谬矣。

小便数候：小便数者，膀胱与肾俱虚，而有客热乘之故也。

肾与膀胱为表里俱主水，肾气下通于阴，此二经既虚受于客热，虚则不能制水故令数，小便热则水行涩，涩则小便不快，故令数起也。

（乙）大便：

1. 大便乃肠胃之门户，必真见实邪方可议下。

2. 否则导去元气。邪在表者反乘虚而内陷。此讲伤寒。

3. 病因内困者必由泄而愈亏，此言内伤。

4. 凡便不足慎勿强通，大便弥固者，弥良，营卫既调，自将通达，即秘结旬余，何虑之何。

按大便亦要调和，若愈固者乃燥结也，当濡养为主，或固结，在老年防有噎膈之患，不可云弥固弥良。

愚谓大便固结，必胸腹舒泰饮食能安，固不努挣者始为可喜。溏而频解，解而腹中始快者，此内经所云得后与气则快然衰也。非痰饮内阻，则气郁不舒即泄泻。在温热暑疫诸病，正是邪之去病，故不可一闻溏泻，辄以为虚寒而妄投温补止涩也。

须问其解之热与不热，色之正与不正，必不觉其热而稀溏色正者，始可断为中气不足也。

更有痈疽痘疹将发，而吐泻先作者，前辈皆不说明故详赘之。

粪黑有阴阳之分，慎参遗书载一人咳嗽粪黑，医以为火，予投桂附温其下焦而愈，盖病有阳阴。阴者粪虽软落水而沉。阳者粪虽燥落水而浮，此证中气虚寒，火浮于上故咳嗽。三阴在下纯阴无阳故粪黑也。温暖下焦阳气归原则欬止而黑自除。若以火论之不明之甚也。

二便之辨治：

（1）小便黄赤，此为湿热清之渗之。

（2）小便色白，无热，不可治热。

（3）利则气顺，涩则痰滞。

（4）重坠牵掣为虚。

（5）大便秘而作渴作胀者为热，秘而不渴不胀者为虚。

（6）小便淋闭渴者为热，不渴者为虚。

（7）阴强为有火，阴痿为无火，石斛能强阴。

（8）有便血痔疮者，不可过用燥药，燥阴伤脏。

（9）有梦遗白浊者，则为精虚，不敢轻易汗下。

（10）有疝气者，宜兼疏利肝气药，不可妄用升提及动气之剂。

（11）问其小便红白多少，大便秘溏清谷清水，以辨寒热虚实。

（12）未病素脾约，才病忽便利。

二便之治案

1. 小便验案：

（1）小便如赭石，浑赤有脚为湿热证案：

王孟英治唐康侯之恙，切其脉滑数而右歇左促，且肝部间有雀啄，气口又兼解索，望其面宛如薰黄，头汗自出，呼吸粗促似不接续，坐卧无须臾之宁，便溺涩滞浑赤极臭，心下坚硬拒按，形若覆碗，观其舌色边紫苔黄，殊不甚干燥，问其所苦，曰口渴甜腻不欲饮食，苟一合眼即气升欲喘，烦躁不能自持，胸中懊侬莫可言状。孟英曰：此由湿热误补漫无出路，充斥三焦，气机为其阻塞而不流行蔓延日久津液为之凝滞而成痰饮，不啻人禽杂处，苗莠同畴邪正混为一家。医见肢冷自汗不知病由壅闭，而然欲以培止而邪气方正得补反为树帜，岂非资寇兵而齐盗粮哉，非其类者锄而去之，乃为吃紧之治。顾听泉曰良是也。夏间起病，闻自心悸少寐，杨某以为虚而补之，时尚出差，办事暑湿外浸受而不觉，迨闱差未竣其病斯发，而诸医之药总不外乎温补一途，以致愈补愈剧，今拟温胆法待君可否？孟英曰：脉证多怪皆属于痰，今胸痞如斯略无痰吐，盖由痰能阻气，气不能运痰耳，宜于温胆中加薤白、蒌仁，通其胸中之阳，又合小陷胸为治饮痞之圣法，参以栀、豉泄其久郁之热以除懊憹，佐以兰草涤其陈腐之气而醒脾胃，听泉深然之，连投二剂各恙皆减，脉亦缓和。而病者以为既系实证何妨一泻而去之，连服大黄丸二次，承气汤半帖。孟英急止之，曰畏虚进补固非，欲妄攻亦谬盖湿蒸为热，灼液成痰。病非一朝一夕而成，治以上下分消为是，不比热邪传腑可一泻而愈也，越日正部果渐肿。孟英曰攻痞太速之戒古人不我欺也。与听泉商以前法加黄芩合泻心意再配雪羹投之，痰果渐吐，痞亦日消，而自腹至足以及茎囊肿势日加。孟英谓势已如此难以遽消，但从三焦设法则自上而下病必无虞，与听泉商用河间桂苓甘露饮意，而姚平泉力主崇土胜湿之法深以寒凉为不可用，众议仍投前日之药。孟英曰前药原可服也，嫌力不足耳，次日痰中带血甚多，孟英曰湿热薰蒸不已自气及营矣。与听泉暨王子能参军商，以知、蘗、生地、犀角、鳖甲、白芍、薏苡仁、贝母、石斛、茅根、麦冬、滑石、栀子、藕汁、童溺，投之而止。逾数日又吐，且肢冷自汗，心馁畏脱。姚平泉谓气不摄血，当主归脾汤以统之，举家皇皇连请诊脉者三次。

孟英曰脉来屡变，陈芝江所以不能指实其病，而杨阮诸人皆疑为大虚之候也，然望闻问切不可独凭于指下，今溲如赭石汤浑赤有脚，其为湿热之病昭昭若揭。初伤于气分则津液受灼以为痰，渐及于营分则阴血不安而妄溢，邪气内盛岂非病实，而真实类虚吾不受病之欺也。坚守前议静镇不摇，服二剂果止。

孟英曰：血之复吐也，由于气分之邪以扰及也，欲清气道之邪必先去其邪，所依附之痰盖津液既为邪热灼烁以成痰，而痰反及为邪热之止险也，不妨峻攻其实而缓行其势，初进滚痰丸三钱得下泄气一次。副转云四十日来未有之通畅也。连投数日始解胶痰黑矢多遍，而小溲亦渐清长，苔色亦退，寝食遂安，唯下部之肿犹尔也。马香崖陆虚舟皆主实脾行水之法。

孟英曰谛参脉证病不在脾，况善饥便燥口渴多溺，吾方虑转消证亟投甘润之不遑恶可渗利伤阴补土劫液耶，且脾虚下陷之肿与湿盛而肿之，肿其膝之上下内外形势必然相贯，今膝之上下内外凹凸迥判毫不毗连，盖由湿热所酿之痰饮，既误补而痞塞中焦，复妄攻以流窜隧络，所谓不能一荡而蠲，势必旁趋四射，吾当以法取之。会又咳痰带血，而精神饮食如常。孟英曰无恐也，此乃前次嚼三七太多，兜涩留瘀最不宜用吐而去之极妙，但须金水同治冀咳止，而血络不震动为要耳。与甘露饮加藕汁、童溺服之四剂而止，咳嗽亦宁，于是专治其下部之肿以固本，加知、檗、贝母、花粉、旋覆、橘络、丝瓜络、羚羊角、楝实、葱须、豆卷、薏苡仁、竹沥出入为剂，二三帖间，其高突隆肿之处即觉甚痒，搔之水出如汗而作葱气，六七日后两腿反觉干瘦燥痛，茎囊亦随之而消矣。

孟英曰用此润药消肿尚且干痛，咽燥设从他议而投燥脾利水之法，更当何如哉。盖寒湿则伤阳，热湿则伤阴，血液皆阴也。善后之法，还宜滋养血液，稍佐竹沥以搜络中未净之痰，使愈后不为他日之患，更属法中之法，服之饮食中节，便溺有权幸无消渴之虞而竟愈焉。

（二）小便不通外治法：用干面做一圈子，圈出脐眼高寸许，以葱管装麝香直安脐中圈内以盐填满，将艾圆安葱顶灸之，令艾火之热气直透脐内或三四壮或五壮，其便立通。

大便验案：

1. 余频年溏泄多酱紫色，某医以为虚，用理中等补剂，愈补愈泻，嗣后服甘露消毒丹及当归、黄芩、甘草、枳壳、厚朴、杏仁、山楂、槟榔、芍药等药乃愈。可见邪有去路得后，与气快然衰者非虚语也。大便不通，用橄榄核磨汁饮之亦通。

大便有燥邪、湿邪之治法：

2. 大便不通：用橄榄核磨汁饮之即通。

（1）燥邪：大肠多有结粪，必醎以软之，润以通之。

（2）湿邪：大便多似败酱，必缓其药力以推荡之，或用丸药以磨化之。

二、二便验案：

1. 二便不通，王孟英治陈叟久患痰嗽气逆，夏初因恶寒自服理中汤，遂痰中带血气喘而厥，二便不通，冷汗腹胀。孟英察脉洪大，按腹如烙。与苇茎汤加栀、楝、旋、贝、花粉、海蛇，外以田螺、大蒜、车前草，捣贴脐下，即溺行而平。

2. 二便不行，王孟英又治楚季夏患感，黄某闻其身热而时有微寒也，进以姜、萸、紫、枣等药数帖热愈壮，而二便不行。更医连用渗利之剂，初服溲略通，既而益秘居停，以为忧始延孟英视焉。

证更十四日骨瘦如柴，脉弦细而涩，舌色光紫，满布白糜，夜不成眠，渴不多饮，粒米不进，少腹拒按，势将喘逆，虽属下证而形脉如斯，法难直授。

先令取大田赢一枚，鲜车前草一握，大蒜六瓣捣烂加麝香少许，罨脐下水分穴。

方以元参、紫菀、栀子、知母、花粉、海蛇、凫茈、苁蓉、牛膝、天冬为剂，加鲜地黄汁服之，其夜小便即行，气平略寐，又两剂大解始下退热而进稀糜，乃去雪羹、栀、苑、苁蓉、膝、地黄汁，加西洋参、麦冬、石斛、干生地、竹茹、银花等药，又服十余剂凡三解，黑矢，而舌色复红润，眠食渐安而起矣。

3.便坚溺赤，王孟英治一机匠，久患寒热，兼以痰嗽形有肌削，人皆以劳怯治之，久而不愈，或嘱其就诊于孟英，脉弦缓而大，畏冷异常，动即气逆，时欲出汗，暮热从骨髓中出，痰色绿而臭，便结溺赤，曰痰火为患耳，误投补药矣。

以苇茎汤合雪羹加白薇、花粉、旋覆、蛤壳，服二十剂体健加餐，其病如失。

第六章 饮食之辨证

第一节 饮食之辨证

六项：问饮食

问饮食者一可察胃口之清浊，二可察脏腑之阴阳。

一、外感：食不断者知其邪未及脏，而恶食不恶食可知。

二、内伤：食饮变常者，辨其味有喜恶，而爱冷爱热者可知。

素欲温热者知阴藏之宜暖，素好寒冷者知阳藏之可清，或口服之失节，以致误伤而一时之权变，可因以辨，故饮食之性情所当详察而药饵之宜否可以因推也。

叶批：内外伤辨言之详矣。

三、虚证：诸症得食稍安者。

四、得食更甚者或虚或实皆有之，当辨而治也。

叶批：此说极是。

第二节　饮食之虚证辨

谓得食稍安者必是虚证未尽然也。痰火证、虫证皆得食稍安，而痰火证更有初服温补极相安者。

第三节　饮食之实证辨

一、中消善食属于火者是实证矣，亦有火盛反不能食，胃热不杀谷也。

二、更有阴液久耗，胃阳徒越之除中证，能食善饥俨如消证，但脉必虚大，按之细软无神，纵与大剂填阴亦不救也。虽不多见，不可不知。

第四节　喜热饮寒饮辨

热证喜饮，寒证恶饮，人皆知之，而热证夹湿夹痰者亦不喜饮或喜沸饮，皆不可误指为寒也。又石芾南云喜热饮不皆属寒，当有郁逼不通者亦喜热饮，以热则流通故也。

喜饮而不多者，古人但以为阴虚而不知亦有夹痰饮者。

第五节　五味喜食之辨证

一、顺应而易治者：

（一）怀孕肝虚喜食酸物。

（二）好食甘者为脾虚。

（三）好食辛者为肺病。

（四）好食酸者为肝虚。

（五）好食咸者为肾弱。

（六）好食苦者为心病。

二、速候病轻必危，危者为死。

（一）心病爱咸。

（二）肺伤欲苦。

（三）脾弱喜酸。

（四）肝病好辣。

（五）肾衰好甘。

第六节　口知味与否之辨证

一、或不食，食亦能知味，为外感风寒。

二、或食亦不知味，为内伤饮食。

三、液虚者，口干而知味，舌红而无苔。

四、湿盛者口腻不知味，舌有黄白苔。

若苔色疑似，则以审察最为扼要。

第七节 五味之辨五脏热证

一、肝热则口酸。

二、心热则口苦。

三、脾热则口甘。

四、肺热则口辛。

五、肾热则口咸。

六、口淡则胃热。

七、口苦则胆热。

八、口甜则肝热。

医碥云：

（一）口淡为胃中虚热，胃为一身之主，淡为五味之本。

（二）口中常觉血腥为肺伤。

（三）口燥咽干赤烂为内热，口辣为肺热。

第八节 辨口之五味治案

一、口常甜腻，肾虚湿热。

王旭高治某淋浊日久不痛，口常甜腻，此肾虚而有湿热也。

苍术（四两）分作四份，一份用米泔水浸透晒，一份用盐水炒，一份用酒炒，一份用破故纸三钱研末拌炒，去故纸。

黄柏（四两）分作四份，一份盐水炒，一份生晒，一份酒炒，一份用益智仁末三钱拌炒去益智仁。

莲蕊须、马料豆、制首乌、茯苓、生草共研细末，怀山药粉煮糊为丸。

柳宝诒云：按肾虚而兼湿热者，用药甚难，观此方取意极佳，于肾虚一面尚可增入沙苑、菟丝及龟板之类。

二、食面尚安，食米不安说。

郑康成同官疾医注，五谷麻黍稷麦豆素问以麦黍稷稻豆为五谷，分属心肝脾肺肾，治病当从之。

程杏轩医叶辑录治胸脘胀痛泛泛欲呕，食面尚安，稍食米汤脘中即觉不爽，谓肝之谷为麦，胃弱故米不安。肝强故麦可受，当用安胃制肝法，此得内经之旨者也。

三、食面安而不喜食饭案：

予治谢愚忱之子谢念祖患胃弱肝旺，故不喜食饭而喜食面。

夜咬牙者，风邪客于颊车之间，故上下齿磨有声，齿乃骨之余，尤须顾及于肾。

治宜平肝去风补肾。

生扁豆（三钱）、连心寸冬（三钱）、甘蔗汁（三钱）、炙甘草（一钱）、白芍药（一钱）、生地黄（四钱）、防风（二分）、桂枝（二分）、生谷芽（一钱）。

只嗜面食治案：脉象沉弦且细沉者郁也，弦为痰滞，细为血衰，心脾热而不遂气血于中，脘中迷闷不畅，不嗜米谷只食面者，麦为心谷，米为脾谷，子虚求助于母也。谷食不食则形神日羸，拟养心调脾以苏胃气，可治之。

藿梗、于术、益智、远志、陈皮、法半夏、佩兰、谷芽、参须、郁金、煨姜、红枣。

胃痛得食则安治案：内子胃痛得食则安虚也，痰黄稠黏右胁痛，脉弦数，经一月再见，此胃虚而兼虚热象也。

人参须（二分）、拌玫瑰花（三钱）、鲜石斛、生牡蛎（三钱）研细、生白扁豆（三钱）、天花粉（三

钱）、苦楝子（三分）、元胡索（一钱）、炙甘草（七
分）、杭白芍（七分）、九节石菖浦（三分）、小麦
（四钱），服一剂即痊愈。（民国廿九年八月十日方）

第七章　耳病及辨证

第一节　聋之辨证

七项：问聋

耳虽少阳之经而实为肾脏之官，又为宗脉之所
聚，问之非唯可辨虚实亦且可知生死。凡人之久聋
者，此一经之闭无足为怪，唯是因病而聋者不可不
辨。

一、因病而聋者，伤寒三日少阳受之故为耳聋。
此邪在经气闭。而然以余所验，则未有不因气虚而然
者（外邪传入少阳，岂可言气虚乎）。素问曰精脱者
耳聋（久病则有之）。仲景曰耳聋无闻者阳气虚也
（非言伤寒）。由此观之属气虚者十九，气闭者十一耳
（肾中真阴不足者多外感少阳，少阳证不可言气虚精

脱而宜用补）。

二、聋之轻重：聋轻者病轻，重者病重。随治渐轻可察病之退进者，病亦进（有年老而久聋者）。

三、聋极绝无闻者，此诚精脱之症，历试皆不治（精脱之聋必有精脱之症）。

云按暑热之邪上蒙清窍则耳聋，不与少阳同例，忌用柴胡乘于胞络则神昏，宜清心开闭，凡邪在手经忌足经药。

又凡暑湿合邪，轻则气分微结，重则三焦俱病，清解不应即属湿温重证，肺气不得宣畅，酿成脓血，湿热上蒙清窍，则耳聋无闻治当宣清三焦，气分一松则疹痧得以外达，再议清火清痰渐入养阴之品。

第二节　耳鸣耳聋之问法

一、或左或右久聋者，不敢纯用补涩之剂，须兼开关行气之药。

二、问聋者，伤寒以辨其在少阳与厥阴，杂病以聋为重，不聋为轻也。

第三节 耳聋之治法

此证在伤寒为邪传少阳，在久病为精脱。景岳颟
顸而论，大是误人。且考古书，更有耳聋治肺之法。

一瓢先生云：金之结穴在耳中名曰笼葱。专主乎
听，故热证耳聋皆为金受火烁，治当清肺，不可泥定
少阳一经，而再以小柴胡汤益其病也。

按沈君辛甫患温耳聋，四明医人胡士扬用柴胡药
多剂，其聋日甚。胡谓进则病进。经投补剂，后服清
解病愈，而聋成痼疾，是肺络之热为补药壅塞，竟无
出路也。

第四节 耳聋之治验

一、鼻室治心，耳聋治肺案：

王孟英治石诵羲夏杪患感，多医广药病势日增，
延逾一月始请孟英诊焉，脉至右寸关滑数上溢，左手
弦数，耳聋口苦，热甚于夜，胸次迷闷频吐黏沫，啜
饮咽喉阻塞，便溏溺赤，间有谵语。此暑热始终在肺
并不传经，一剂白虎汤可愈者。何以久延至此也。乃
尊北涯。出前所服方见示，孟英一一阅之，唯初诊顾
听泉用清解肺卫法为不谬耳，其余温散升提，滋阴凉

血各有来历皆弗心思，原是好方。惜未中病，而北涯因其溏泄，见孟英君石膏以为治，不敢与服，次日复诊，自陈昨药未投，唯求另施妥法。

孟英曰：我法最妥，而君以未妥者，为石膏之性寒耳，第药以对病为妥，此病舍此法别无再妥之方，若必以模棱迎合为妥，恐病不妥矣。北涯闻而感悟，颇有姑且服之之意，而病者偶索方一看，见首列石膏，即曰我胸中一团冷气，汤水皆须热呷此药安可投乎，坚不肯服，然素仰孟英，越日仍延过诊，且告之故，孟英曰，吾于是证正欲发明。

夫邪在肺经，清肃之令不行，津液凝滞结成涎沫盘踞胸中，升降之机亦窒，大气仅能旁趋而转旋，是一团涎沫之中为气机所不能流行之地其觉冷也，不亦宜乎，且予初诊时即断为不传经之候，所以尚有今日，而能自觉胸中之冷。若传入心包则舌黑神昏才合吴古年之犀角、地黄矣。然虽不传经，延之逾月，热愈久而液愈涸，药愈乱而病愈深，切勿以白虎为不妥，急急投之为妙，于是有敢服之心矣。而又有人云，曾目击所亲某石膏甫下咽而命亦随亡，况月余之病，耳聋泄泻，正气已亏究宜慎用。北涯闻之惶惑仍不敢投，乃约翌日广征名士会商可否？

比孟英往诊，而群贤毕至，且见北涯求神拜佛，意乱心慌，殊可怜悯，欲与众商榷恐转生掣肘以误其病遂不遑谦让授笔立案，云病既久延，药无小效，主人之方寸乱矣。予三疏白虎而不用，今仍赴指诊视之者，欲求其病之愈也，夫有是病则有是药，诸君不必各抒高见，希原自用之愚。古云鼻塞治心，耳聋治肺，肺移热于大肠则为肠澼，是皆白虎之专司，何必拘少阳而疑虚寒哉。放胆服之勿再因循致贻伊戚也。

坐中顾吓泉见案，即谓北涯曰：孟英肠热胆坚极堪倚赖，如犹不信，我辈别无善法也。顾友梅、许芷卿、赵笛楼亦皆谓是。

疏方以白虎加西洋参、贝母、花粉、黄芩、紫菀、杏仁、冬瓜仁、枇杷叶、竹叶、竹茹、竹黄而一剂甫投，咽喉即利，三服后各恙皆去，糜粥渐安，乃改甘润生津调理而愈。

予谓此案不仅治法可传，其阐发病情处识见直超古人之上。

二、耳聋治肺案：尤在泾治某肺之络会于耳中，肺受风火久而不清，窍与络俱为之闭，所以鼻塞不闻香臭，耳聋耳鸣不闻音声也。

兹当清通肺气。苍耳子、薄荷、桔梗、连翘、辛荑、黄芩、山栀、甘草、木通、杏仁。

柳宝诒云按语云，耳聋治肺。

三、耳脓而鸣案：尤在泾又治某少阳之脉，循耳外走耳中，是经有风火则耳脓而鸣，治宜清散。薄荷、连翘、甘菊、芍药、黄芩、刺蒺藜、甘草、木通。

柳宝诒云：按案既老当方亦清灵。

四、耳聋无闻案：王旭高治某耳聋无闻，舌干难掉，阴津大伤用复脉法。大生地、阿胶（川连末拌炒）、麦冬、洋参、炙甘草、元参、鸡子黄。

柳宝诒云：按热去阴伤，此后可专意养阴矣，然耳聋未聪则阴经尚有余热未泄也。

五、瘥后耳聋案：伤寒身凉后，尚有耳鸣耳聋等证乃余邪留于少阳也，宜养阴药中，加元参、菖蒲、钩藤、涤菊、通草、荷叶之类，以清解少阳之郁。

德按羚角、青蒿、桑叶、丹皮亦可酌用。

（一）脓耳：何谓脓耳，直指云热气乘虚随脉入耳，骼热不敌浓汁时出谓之脓耳，治宜蔓荆子散。

蔓荆子、赤芍、生地、甘菊、赤茯苓、桑白皮、升麻、麦冬、炙甘草、术通（各一钱），水（二盏），姜（三片），红枣（二枚）煎一盏食后服。

外治：石膏、明矾、黄丹、真蚌粉、龙骨、麝香，等分为末棉缠竹拭耳糁之。

又脓耳外治方：黄龙散，龙骨研麝香少许，枯白矾、黄丹、胭脂（各一分烧）。上为末，以棉拭去耳中之水以药掺入少许，日日用之勿令风入。

（二）耵耳：直指云耳间有津液，轻则不能为害，风热搏之津液结靹成核塞耳令人暴聋，谓之耵耳。治宜四物加羌活、柴、苓、连翘、元参等。

耵耳外治法：以生猪脂地龙釜底黑等分研细，用葱汁和捏如枣核，薄棉裹入耳，令润即挑出。见《金匮翼》（卷五 15 页）。

第五节　治耳以补肾为主

耳为肾之外候，以肾开窍于耳也。经曰：肾气通于耳，肾和则耳能闻五音矣。又曰液脱者脑髓消胫酸耳数鸣，故治耳者当以补肾为主。

第六节　因外感而耳聋多属于热

有因外感而耳聋者，如经言手少阳三焦是动则病耳聋，辉辉焞焞盖热邪感入少阳，热气拂郁故也。

第七节　治聋之因不一然皆属于热

一、仲景言少阳中风两耳无所闻。目赤,盖言肝经之风热上壅故也。宜从本门以施治。

二、有因气逆而耳聋者,如恼怒则气上逆,肝胆之火容于耳也,宜平肝降气清火。

三、有痰火上升郁于耳而为鸣,甚则闭塞者,多缘饮酒厚味所致,宜清痰降火。

四、有因气虚,因血虚而聋者以补气血为主,各加降火之品。

丹溪言耳聋皆属于热,诚哉是言。

第八节　精气俱足之耳聋

若人瘦面黑,筋强骨劲而聋者,此精气俱足乃寿考之征,不须治之。

第九节　耳鸣之辨虚实法

赵氏云耳鸣,以手按之而不鸣或少减者虚也,手按之而愈鸣者实也,不可不察。

第十节 高年耳聋

嘉言云人当五十以外肾水渐衰，真火易露，故肾中之气易出难收，况有肝木之子疏泄母气而散于外，是为谋虑郁怒之火一动肾气从之上逆，耳窍窒塞不清，较之聋病天渊聋病，因窍中另有一膜遮避外气不能内入，故以菖蒲、麝香等药开窍为治。

不知肾气至上窍亦隔一膜不能越出窍外口，于窍中汩汩有声如蛙鼓蚊锣鼓吹不已，故外入之声为其内声所混听之不清，若气不上逆则听清矣。

第十一节 高年耳聋之治法

余悟此理，凡治高年逆上之气屡有奇效，立方施治大意全以磁石为主，以其黑以入肾，重能达下，又能制肝木，复以地黄、龟胶、群阴之药补之，更用五味、山萸之酸以收之，令肾气归元听自清矣。夫收摄肾气乃谓治老人之先务，不可不知。

第十二节　耳疮耳肿耳鸣耳痒之治法

薛氏云皆属肝经风热血虚火盛，或肾经虚火等，用宜审施治。

第十三节　耳病之医案

一、肝火耳肿，一妇耳内外肿痛，胸胁不利，寒热往来，小便不调，立齐曰此肝火伤血所致，先用龙胆泻肝汤四剂，诸证相退又用加味逍遥散而愈。

二、虫入耳，一人耳内不时作痛，痛极欲死，痛止如故，立齐诊之六脉皆安，意其有虫误入，令急取猫尿生姜擦鼻自出，滴耳果出臭虫而安。

三、小儿耳脓，一小儿患耳聋，经年服药不效，殊不知此肾疳也。

用六味丸加桑螵蛸，服之而愈。

耳脓多属肝热，青黛、黄柏为末吹之。

第十四节　耳聋之药味

磁石辛寒，治耳聋能镇肝肾之火，火纳烦闷满大热除。肾心少阳俱能至耳。耳聋多此三经证，磁石寒重可入三经，世有磁朱丸治肝郁热目内障甚效。

第八章 渴之辨证

八项：问渴

渴不渴，可察表里之寒热。

第一节 渴之证辨

阳证之渴：凡内热盛则大渴，喜饮冰水不绝，腹坚便结，脉实气壮者阳病也。

叶批：可用河间法矣。

1.中寒之渴：凡虽渴而喜热不喜冷者，此非大症，中寒可知非火何以渴水亏故耳。

叶批：水亏则内热，岂有中寒之理，水亏则阴虚，可用热药乎。有郁滞不通畅得热则快，得冷则凝，非水亏证。

2.水涸精亏之渴：凡阳邪盛而真阴虚，不可因其火盛喜冷便云实热。盖其内火不足，欲得外水以济，水涸精亏真阴枯也。

予尝治垂危伤寒每以峻补之剂浸冷而服，补阴则可，若以热药冷饮此治阴证似阳也。或以冰水参附之剂间进活人多矣（认错关头杀人不觉）。然必其干渴燥结之甚乃可参附凉水并进，若无实结不可与水。岂滋阴之药乎水涸精亏。而用热药愈涸其水而毙，不可认错关头。

叶批：此乃戴阳格症，阴极似阳，当以仲景法治之，如内水不足而用热药愈涸其水而死，不可认错关头。

第二节　渴饮冷热以辨证

或饮冷水者为热，渴饮热水者为虚，夏日大渴好饮者为中暑。

第三节　渴之寒热虚实辨

问渴者以寒热虚实俱有渴列之如下：

一、寒：口中和索水不欲饮者为寒。

二、热：口中热引饮不休者为热。

三、实：大渴谵语不大便者为实。

四、虚：时欲饮水，饮亦不多，二便通利者为虚。

第四节 干与渴之区别

一、多饮能消水者为渴，不能多饮，但喜略润者为干。

二、干渴之辨证：

1. 其干独在舌心舌尖，又有邪热在心兼胃之别。尖独干是心热，其热在气分者必渴，以气热劫津也。

2. 热在血分，其津虽干，其气不热，故曰干而不渴。

3. 如血分无热而口干者，是阳气虚不能生化津液，与此大不同也。

第五节 渴之治法

一、渴喜热饮者邪虽化热，而痰饮内盛也，宜温胆汤加黄连。

二、口渴甜腻不欲饮食案（已见前问便项内）。

三、渴喜热饮为伏痰之病案：王孟英治吴酝香大令宰金谿，自春仲感冒而起迨夏徂秋痰多气逆，肌肉消瘦延至初冬诸证蜂起，耳鸣腰痛，卧即火升，梦必干戈，凛寒善怒，多医咸主补，虚迄无小效，卧理南阳已将半载，群公子计无所施，飞函至家嘱大公子纷伯副车叩求孟英来署已冬仲之杪日矣。

诊脉弦细，而左寸与右尺甚数，右寸关急搏不调，且病者颈垂不仰气促难言，舌暗无苔，面黧不渴。孟英曰病虽起于劳伤挟感而延已经年，然溯其所自平昔善饮三十年来期在必醉，非仅外来之客邪，失于清解，殆由内伏之积热久涸深沉，温补杂投互相煽动，营津受烁内削痰多升降愆常，火浮足冷病机错杂，求愈殊难，既千里相招，姑且按经设法。

以石膏、知母、花粉、黄芩等清肺涤痰，青蒿、鳖甲、栀子、金铃等柔肝泄热，元参、女贞、天冬、黄柏等壮水制火，竹茹、旋覆、杷叶、橘红等宣中降气出入为方间佐龙荟丸直泻胆经之酒毒，紫雪丹搜逐隧络之留邪。服三剂而舌布黄苔，蕴热渐泄，服六剂而嗽减知饥，渴喜热饮，伏痰渐化，季冬八日即能出堂讯案，十剂后凛寒始罢，足亦渐温，肺气果得下降，望日出署行香，继而兵火之梦渐清夜亦能眠，迎春东郊。审结积案亦不觉其劳矣。

方中参以西洋参、生地、麦冬充其液，银花、绿豆、雪羹化其积，至庚戌岁朝各处贺年。尔后护日极其裕如且肌肉渐丰，面黑亦退，药之对病如是之神，调养至开，篆时起居如旧，各恙皆瘳，而孟英将赴宜黄杨明府之招，酝香为录其逐日方案跋而记之，兹特采其大略如此。

四、渴喜姜汤，痰阻清阳。证据不可妄投刚烈案。

寓意草谓伤风亦有戴阳证，此为高年而言，然有似是而非者。王孟英治黄鼎如令堂登大耋年冬感冒，痰嗽气逆，额汗颧红，胸痞不饥，神情躁扰。孟英诊脉，左弦疾而促，右滑数而溢，苔色满布，系冬温挟痰阻肺治节不伸，肝阳鼓舞真升，罗谦甫有治痰火类孤阳之案颇相似也。

以小陷胸汤加薤白、旋覆、赭石、花粉、海蛇凫茈竹沥为大剂投之，痰活便通数日而瘳。

继有陈舜廷之父年逾花甲，患痰嗽气逆，唯饮姜汤则胸次舒畅。医者以为真属虚寒矣。连投温补之剂驯至咽痛不食，苔色灰刺，便闭无溺，求孟英诊之，脉至双弦按之索然，略无胃气，曰渴喜姜汤者不过为疾阻清阳之证据耳，岂可妄指为寒叠投刚烈，胃阴已竭，药不能为矣。

按渴喜热饮，渴不多饮，温热证多有之，皆属痰饮阻遏气机，故凡胸中有热痰阻碍气机者，多渴喜热饮。

五、王潜齐治张邻封室，产后热炽发疹。

用西洋参、滑石、知母、银花、花粉、人中白、蒌仁、竺黄、贝母、桑叶、栀子为剂，频吐稠痰各恙皆减（不但胎前伏暑，且有蕴毒）。

渴喜热饮，世多疑其有寒似矣，不知湿与热合，热处湿中，湿居热外，必饮热汤而湿乃开，胸中乃快，与真寒假热不同（全卷见四家医案王旭高案卷中十页）。

第六节　渴之虚实辨

一、虚渴：渴有虚实，渴而小便多者虚渴也。

二、实渴：渴而小便不利者实渴也，两者均为消渴病见之。

三、伤寒实渴：伤寒中仍有饮水不化，水停生热而渴者，尤为实中之实。

辨治法：此其验当以脉浮数或水入即吐，或自汗出为凭。盖肠胃之受盛有限，水入之无节难量，故满则泄则溢矣，此则以伤寒而论。

四、消渴：若杂病亦有水与热相搏而不相入者则水不能化津，火适足以耗液相搏，则寒热不相入则消渴。

五、泄利：阳结于上阴，溜于下为泄利。

六、腹胀满：不泄利为腹胀满。

七、吐：反逆于上为吐。

八、澼：入于幽隐成澼。

治法：皆可以利水已之，但察其水系未化者，以五苓散治之，使其上而后下。若其已化，则直以赤小豆通之可也。

第九章　妇科疾病之辨证

九项：问带

女子病首须问带。盖带者，女子生而即有，故越人作女科称带下医也，下多即为病矣。

第一节　女科之问法

一、十二岁以外者，问其月事行否？未行而肤色鲜泽者，虽逾并不为病。

二、设肤色憔悴，人不长成是劳损也。

三、已行之女与妇人，则询其讯之迟速，血之紫淡，虽外感亦当问娠期远近，然后审证用药，庶无碍血伤胎之患，盖娠期有禁用之药，胎孕有难凭之脉也。

四、产后则恶露之多少，腹块之有无，首宜究诘。

然胎产诸证，笔难尽罄，总宜审问详明，处方灵活，不可稍有执滞，庶不误人。

五、妇人以经为主，问其有无迟速以探病情，兼察有孕与否。

第二节　妇人经调与经闭之辨治

一、经调：产前为血热，产后为血虚。若当经行时有外感，经尽则散，不可妄药，以致有犯血海。

二、经闭：或有潮热，或有咳泄，或有白带，能食则血易调而诸症易除，食减渐瘦者危。

第三节　妇科癥瘕辨

腹痛潮热，而有一块结实者，为癥瘕。

第四节　孕与气病辨

一、腹中有一块，结实能动，而无腹痛潮热等证者为有孕。

二、腹虚大胀满，按之无一块结实者为气病，其经水亦能渗下。

第五节　产后诸证辨

一、外感：寒热多。

二、瘀血或食积停滞：腹痛多。

三、气血大虚：有汗单潮。

四、难治之症：咳喘为瘀血入肺。

按凡初证大纲未定，最宜详审，若大纲已定或外感或内伤或杂病，自当遵守古法，不可概施发汗剂也。

第六节　带下之主治药味

一、兼湿则赤白带下，猬皮苦平主治之。

苦泄肝郁，郁解肝复其常血可止，而带可痊。

二、带下腰痛，足心如烙，不能移步。

孟英投大剂甘露饮而瘳。

三、白蔹根苦平，主带下赤白以其化湿故也。

第七节　产后至夜即愈解

至夜即愈为辨证大眼目。盖昼为阳而主气，暮为阴而主血观。妇人伤寒发热，经水适来，昼日明了，暮则谵语，如见鬼状者，此为热入血室，以此数句，而对面寻绎之便知，至夜则愈，知其病不专在血也。

第八节　疝在肝经之问法

要知疝在肝经，问妇人乳头缩不缩。

第十章 儿科疾病之辨证

第一节 小儿痘疹之辨据

十项：问儿科

小儿欲作痘疹与外感同，宜辨其于中指、足脛、耳后筋色为据。按医效秘传云：凡幼稚之儿，应长成之辈，忽然发热憎寒，头痛身痛，唇红面赤，嚏欠呕吐，状类伤寒，不可遽施汗下。

须问其曾否出痘，如未出，当验其尻骨、耳尖、并足、心皆冷者，再观耳后有红，脉赤缕即令专门调治之。

第二节 问其素昔何如

问病形

问病形者，问其素昔壮弱，饮食、劳逸、喜怒悲忧思为何如。

【附】小儿之问法：

小儿必问提抱之人得病之由。

溢乳（呃）乳垒哺露之治案。

万密垒治一儿，自满月后常吐乳，父母忧忧，诸医不能止。一日问万，万曰呕吐者非常有之病也。今常吐乳非病也，然小儿赖乳以生，频吐非所宜也。

（一）溢乳：其问有母气壮乳，多纵儿饱足。

饱则伤胃，可食之乳涌而出者名溢乳，如瓶之注水满而溢也，宜节损之，更宜肥儿丸。

（二）呃乳：儿之初生筋骨软弱，为乳母者常怀抱护持可也，不然则左倾右倒其乳流出者名呃乳，如瓶之侧其水流出也，能紧护持则不吐也。

（三）哺露：有胃弱者不能受乳以变之吐出无时，所吐不多者名哺露。如瓶之漏不能容也，法当补其脾胃，助其变化可也，亦以肥儿丸主治自愈。通达之论，养子者宜知之。

第三节　问其旧病与因法

一、问旧病：问旧病以知其有夙疾与否。

二、问因：问其致病之因，以为用药之准。

（一）辨因法：

1.外因：伤于六者淫者。

2.内因：伤于七情者。

3. 不内外因：先伤六淫而致七情之病。

若痰气、若食滞均包括于喜怒爱欲之内。

第四节　喜明与喜暗之辨证

一、喜明：喜明，属阳元气实。

二、喜暗：喜暗，属阴元气虚。

小儿伤风兼肾，则目畏明，须知。

第五节　睡之形向问法

一、睡向壁：此属阴元气虚。

二、睡向外：此属阳元气实。

三、《万病回春》云，多睡者阳虚阴盛也，无睡者阴虚阳盛也。

第六节　夹气伤寒与劳力伤寒之辨证

一、夹气伤寒：病起觉不舒快，少情绪否。

二、劳力伤寒：病起觉倦卧骨腿酸痛胁痛否。

第七节　五脏之应时辨证静甚法

一、肝：肝病者，平旦慧。平旦，寅卯之时水旺而肝病爽慧。

下哺甚。下晡申酉时，金旺而肝病甚。

夜半静。夜半属子时，水旺而肝病静。

二、心：心病者，日中慧。日中正午时火旺，而心病慧。

夜半甚。夜半水旺，而心病甚。

平旦静，平静，木旺生扶而心病。

三、脾：脾病者，日映慧。日映戊也，土旺脾病慧。

日出甚，日出卯也，木旺克土，而脾病甚。

下晡静，下哺金旺，克木而脾病静。

四、肺：肺病者，下晡慧，下晡金旺肺病慧。

日中甚，日中火旺，而肺病甚。

夜半静，夜半水旺，肺病静。

五、肾：肾病者，夜半慧，水旺。

四季甚，土旺，下晡静，金旺。

第八节　病形之各种问法

一、有疥疮否：有疥疮宜发汗，宜兼清热养血祛风。

二、有房室否？男子犯房则气血暴虚，虽有外邪戒用猛剂。

三、年纪多少？壮年病多可耐，老人病杂元气难当。

四、妇人生产多少？妇人生产少者气血犹盛，生产多宜补不宜攻。

五、所处顺否？所处顺则性情和，而气血宜调；所处逆则气血怫郁，须于所服药中量加开郁行气之剂。

六、曾误服药否？误药则气血乱而经络杂，急病随为调解，缓病久病停一二日后药之可也。

七、素饮酒及食煎炒否？酒客多痰热，煎炒多犯上焦或流入大肠而为湿热之证。

八、饮食运化否？能食不能化者为脾寒胃热。

第九节　眠卧之治法

一、多眠则热聚于胆，不眠为寒聚于胆可知，故用酸枣仁、竹叶以治之。

二、少壮寐而不寤者，此血有余而气不足也。

三、老人寤而不寐者，此气有余而血不足也。

四、不能右卧为肺伤，治安如下：

王旭高治某，先吐血而后咳逆喘急，延及半载，寒热无序，营卫两亏，舌色光红，阴精消涸，不能右卧为肺伤。大便不实为脾伤。水落石出之时，难免致剧。

北沙参、茯苓、扁豆、玉竹、五味子、金石斛、川贝、百合、麦冬、功劳叶。

柳宝诒云：按上案属阴损已成之候，调治不易奏效，而此证大便不实难进清滋，然用药亦不过如此。少年自爱者当慎之于早也。

五、下缓复发汗，昼日烦躁不得眠，夜而安静，不呕不渴无表证，脉沉微身大热者，干姜附子汤主之。见伤寒。

第十节 附录：治脓耳各法

一、直指云，热气承虚随脉入耳，聚热不散脓汗时出谓之脓耳，治宜蔓荆子散。

蔓荆子、赤芍、生地、甘菊、桑皮、升麻、赤茯苓、麦冬、木通、前胡、炙甘草各一钱，水（二盏）、姜（三片）、红刺（二枚），煎（一盏）食后服。

二、黄脓散，治脓耳。

枯白矾、龙骨（研）、黄丹、胭脂、麝香（少许），上为末，以棉棍揾去耳中脓水，以药掺入少许，日日用之，勿令风入。

（三）某耳内流脓，昔人谓之肾疳，用六味加治法，今用其法兼清少阳。

六味丸加桑螵蛸、黄菊花、山栀、石决明、桑叶、黄柏（盐水炒）、猪骨髓、黄实粥为丸。

第十一章 切诊

因脉色察阴阳：脉色者血气之影也，形正则影正，形邪则影邪。病生于内则脉色必见于外，故凡察病者须先明脉色。但脉色之道非数言可尽，故得其要则在乎阴阳虚实四者而已，四者无差，尽其善矣。

第一节　脉法之辨

一、洪滑者，为实为阳。

二、微弱者，为虚为阴。

然仲景曰：若脉浮大者，气实血虚也。

陶节庵曰：不论脉之浮沉大小，但指下无力重按全无便是阴症。

内经以脉大四倍以上为关皆属真虚，此滑大之未必为阳也。关格认为真虚大误后人。

第二节　形色之辨

一、红黄者为实热。黄者未必为实热。

二、青黑者为阴寒。

三、面赤戴阳者为阴不足。此红赤之未必为实也。戴阳之红而娇嫩带白。

第三节 诊脉色以辨元气之盛衰

求脉之道，当以有力无力辨阴阳。有神无神辨虚实，和缓者乃元气之来。强峻者乃邪气之至。病值危险之际，但以此察元气之盛衰，邪正之进退则生死关系全在乎此，此理极微，谈非容易，姑道其要。以见凡欲诊病者，既得病因，又必须察脉色，辨声音，参合求之，则虚实阴阳方有真据，否则得此失彼，以非为是，医家之病莫此为甚，不可忽也。

第四节 形气不足之医案

罗谦甫云丙辰秋，楚邱县贾君次子二十七岁。病四肢困倦，躁热自汗，气短，饮食减少，咳嗽痰涎胸膈不利，大便闭，形体羸削，一岁间更数医不愈，或曰明医不如福医。某处某医虽不精方书，不明脉候，看证极多，治无不效，人因之曰福医。谚曰，饶你读得王叔和，不如我见病证多，颇有可信。试令治之，医至诊其脉曰，此病予饱谙矣，治之必效。于肺俞各灸三十壮，以蠲饮，枳实丸消痰导滞，不数服，大便溏泄无度加腹痛，食不进，愈添困笃。其子谓父曰病久瘦弱，不任其药，病剧卒。

予从军回其父以告予。子曰内经云形气不足，病气不足，此阴阳俱不足，泻之则重不足，此阴阳俱竭，血气皆尽，五脏空虚，筋骨髓枯，老者绝灭，壮者不复矣。故曰不足，此其理也。

今嗣久病羸瘦乃形不足，气短促乃气不足，病渐作时嗜卧，四肢困倦懒言语，乃气血皆不足也。补之唯恐不及，反以小海之剂泻之虚之愈虚，损之又损，不死何待。贾君叹息而去，予感其事略陈其理。

夫高医愈疾，先审岁时太过不及之运，察人血食布衣勇怯之殊，病有深浅，在经在脏之别，药有君臣佐使，大小奇偶之制，治有缓急因用引用返正之则。

孙真人云：凡为大医必须谙甲乙素问，黄帝真经明堂流注十二经，三部九候五脏六腑，表里孔穴。本草药对仲景叔和诸部经方又须妙解五行阴阳精熟周易，如此方可谓大医。不尔则如无目夜游动致颠殒。正五音者必取师旷之律吕，而后五音得以正为方圆者，必取公输之规矩而后方圆得以成五音方圆特末技耳。尚取精于其事者，况医者人之司命，列于四科。非五音方圆之比。不精不医，不通不脉不观诸经本草，幸而运通命达而号为福医。病家遂委命于庸人之手岂不痛哉。噫医者之福，福非渠者也，渠之福安能消病者之患焉，世人不明此理，而委命于福医，至于伤生丧命终不能悟此，惑之甚者也，悲夫。

第五节　切诊脉法

切而初之者谓之巧，切其脉以察其病也。

一、缓脉：不浮不沉，恰在中取，不迟不数正好四至，欣欣然、悠悠然、洋洋然从容柔顺，圆净分明，微于缓者即为微，细于缓者即为细。虚实长短，弦弱滑涩，无不皆然，至于芤革紧散，濡牢洪伏，促结动代，以缓为权度，尤其显而易见者也。

二、对待总论：人之一身不离阴阳而见之于脉，亦不离阴阳。浮沉迟数，阴阳相配之大者也，举其余而对待训之事，以相形而易明理亦对勘而互见。

二、脉之对待：

（一）微与细对：微为阳弱欲绝，细乃阴虚至极。二脉实医家剖白阳阴关键，最宜分晓，故继浮沉迟数后举以为对以冠诸脉。

1. 微脉：微脉有如无，难容一吸呼，阳微将欲绝，峻补莫踟蹰。

2. 细脉：细脉一丝牵，余音不绝然，真阴将失守，加数断难痊。举之极微，按之不绝。天麦二冬，清金生水，生熟两地，滋阴养阳。

（二）虚与实对：二脉举按皆得，而刚柔异质，实为邪气，实虚乃本气虚。

1. 虚脉：虚脉大而松，迟柔力少充，多因伤暑毒，亦或血虚空。

迟大而突，按之无力，按脉经言，隐指豁空非是，诸脉中唯芤革二脉言空，以虚脉而言空能别乎芤。濒湖曰脉虚身热唯伤暑，亦主血虚。

2. 实脉：实脉大而圆，依稀隐带弦，三焦由热郁，夜静语尤颠。

浮沉皆得，长大带弦。

按脉经言，应指幅幅然非是，幅幅坚实貌，乃牢紧脉，非实脉也。伤寒胃实谵语或伤食气痛。微诊犹见，重按全无，黄芪、白术益气归元，附片、干姜回元反本。

（三）长与短对：寸关尺为脉本位，长则过乎本位，短则不及本位，欲辨长短先明本位。

1. 长脉：长脉怕绳牵，柔和乃十全。迢迢归本位，气理病将瘥。

按长而牵绳，阳明热郁，长而柔和，病将解矣。

朱氏曰，不大不小，迢迢自若，言平脉也。经曰，心脉长，神强肾壮，肾脉长，蒂固根深。

2. 短脉：短脉部无余，犹疑动宛如，酒伤神欲散，食宿气难舒。

按短与动为邻，形与动实别，动则圆转如豆，短则需滞而艰。

濒湖曰：短而滑数酒伤神。

滑氏曰：短脉为阴中伏阳。三焦气塞，宿食不消。

（四）弦与弱对：脉而弦脉之有力者也，雄姿猛态可以举百钧。脉而弱脉之无力者也，纤质柔容不能举一羽。

1. 弦脉：同一弦也，在肝经则泻之攻之，在胆经则和之解之。

误曰：从中直过挺然指下，按弦属肝胆经，疝瘕癥瘕疟，肝胆经病肝胆经有泄无补。

弦脉似长弓，肝经并胆宫，疝癫如症瘕，疟象伤寒同。

2. 弱脉：弱脉按来柔柔沉不见浮，形枯精日减，急治可痊愈。

脉经曰：极软而沉按之乃得，举手无有，弱宜分滑涩，脉弱而滑是有，胃气清秀多有此脉，脉弱而涩是为病脉。

（五）滑与涩对：脉之往来一则流利，一则难滞，滑涩形状对面看来便见。

1. 滑脉：滑脉走如珠，往来极流利，气虚多生痰，女得反为瑞。

沈薇垣曰：滑主痰饮。浮滑风痰，沉滑食痰，滑数痰火，亦有呕吐蓄血宿食而脉滑者。

万氏云：脉尺数关滑而寸盛为有胎，气口脉闭为痰。

2. 涩脉：涩脉往来难，参差应指端，只缘精血少，时热或纯寒。

经脉云：涩脉细而迟，往来难短且散或一止复来。

素问云参伍不调，按血不流通故脉来难滞。

（六）芤与革对：同一中空而虚实两分焉。虚而空者为芤，实而空者为革，悟透实与虚，旁通芤与革。

1. 芤脉：芤字训慈葱中央总是空医家特擬脉，血脱满江红。戴同父曰，营行脉中，脉以血为形，芤脉中空血脉之象也。

2. 革脉：革脉唯旁实形同按鼓皮，劳伤恍惚梦破五更遗。

按革主亡精，芤主亡血。脉经言均为失血之候，混淆莫别，不过革亦有亡血者。

（七）紧与散对：松紧聚散物理之常，散即松之极者也，紧则聚之极者也。紧如转索散似飞花，紧散相反，形容如生。

1. 紧脉：紧脉弹人指形如转索，然热为寒所束，温散药居先。

诸紧为寒为痛，人迎紧盛伤于寒。

气口紧盛伤于食，腹痛尺紧中恶浮紧。咳嗽沉紧者主死证。按浮紧宜散，沉紧宜温。

紧与迟均属寒辨，表寒则紧，里寒则迟。

2. 散脉：散脉最难医，本离少所依，往往至无定，一片杨花飞。

柳氏曰：无统纪，无拘束至散不齐，或来多去少，或去多来少涣散不收。

（八）濡与牢对：浮云轻者为濡，平沙面雨霏千点沉沉重者为牢，锦匣内绵里一针。

濡与弱均属虚辨，气虚则濡，血虚则弱。

牢与散均属偏败辨，内闭则牢，外脱则散。

1. 濡脉：濡脉按须轻，萍浮水面生，平人多损寿，莫作病人评。

脉经曰：濡脉极软而浮如帛在水中，轻手乃得按之无有。

按濡主血虚之病，又主伤湿，平人不宜见此脉。

濒湖曰：平人若见似无根。

2.牢脉：牢脉实而坚，当居沉浮边，疝癥犹可治，失血难延。

脉经曰：似沉似伏实大弦长。

仲景曰：寒则牢坚，有牢固之象。

按牢长属肝，疝癥肝病实病，见实脉可治。

扁鹊曰：失血脉，脉宜沉细反浮大而牢者死。虚寒见实脉也。

（九）洪与伏对：浮之最著者为洪，水面上波翻浪涌沉之至隐者为伏，石脚下迹遁纵潜。

1.洪脉：洪脉胀兼呕，阴虚火上浮，应时唯夏月，来盛去悠悠。

经曰：诸腹脉大皆属于热，呕初起为寒，郁则为热。又曰：诸逆上冲皆属于火，阴虚阳盛脉多洪，唯夏日应时。

濒湖曰：拍拍而浮是洪脉，素问曰来盛去衰。

季按：洪与数均属热辨，气热则洪，血热则数。

2.伏脉：伏脉症宜分伤寒酿汗深，浮沉俱不得着骨，始能寻伤寒一字伏曰：单伏两手伏曰双伏乃火邪内郁不得发，越阳极似阴故脉伏必大汗而解。又有夹阴伤寒，先有伏阴在内，外复感寒；阴盛阳衰，四肢厥逆，六脉沉伏须投姜附灸关元脉乃出（按二脉极宜分）。

（十）结与促对：迟而一止为结，数而一止为促，迟为寒结则寒之极矣。数为热促则热之至矣。

1.结脉：结脉迟中止阳微一片寒，诸般诸积症，温补或平安。

越人曰：结甚则积甚，结微则积微，浮积内有积，病沉积内有积聚。

2.促脉：促脉形同数，须同一止看，阴衰阳独盛，泄热则宜寒。

濒湖曰：三焦郁火炎炎，盛进必无，生退有生。

按促则宜泄热除蒸，误用温补立见危殆。

（十一）动与代对：动则独盛为阳，代则中止为阴，动代变迁阴阳迭见。

1.动脉：动脉阳阴搏，专司痛与惊，当关一豆转，尺寸不分明。

脉经曰：动乃数脉，见于关上下无头尾，如豆大厥厥动摇。

仲景曰：阴阳相搏名曰动，阳动则汗出，阴动则发热。

濒湖曰：动脉专司痛与惊，汗因阳动，热因阴。

2.代脉：代脉动中看，迟迟止复还，平人多不利，唯有养胎间。

结促止无常，数或二动一止，或三五动一止即来，代脉之止有常，数必依数而止还入尺中良久方来。

滑伯仁曰：若无病羸瘦脉代者危，有病而气不能续者代为病脉。伤寒心悸脉代者复脉汤主之。妊娠脉代者，其胎百日代云生死不可不辨。

第六节　湖南梁季良诊脉秘传

诊脉之法古传；此甚少，无法以练习之，脉决皆言脉状而无识状之方。

金兹所言练习识脉状之法得之章湘屏老人（为行严君乃翁），老人受之于易止松甫名医（为今湘名医麓泉君乃翁）此法通于佛门之禅功，习之日久，指可通神，恐其失传故笔之于次。

一、取李士三书之诊家正眼一书内有脉诀论，二十八篇，总论一篇，脉诀总论全须熟读，脉论可将所引高阳生及其他反证不重要之处加以删节，余亦须熟读，必使二十八脉听举一脉皆能了彻其状，约须下一月功夫可以竣事。

二、湘人周梦觉道人著有三指禅一书，内有缓脉一篇亦须熟玩得以知平脉之状。

三、士材三书内引有内经五脏平脉之状，亦须熟玩。

四、凡古人所著脉诀，均可参考浏览。

五、脉状既明了，于心不能应之于指，欲得心应手最简便之法，无如指捻笔管心想脉状也，其法如下：

取笔杆表面匀平洁净中空者，约截一寸五六分长，以尺长之线穿入笔杆中，两端相系成环，平时可将线缠于小指上，使笔杆不至离手，以免抛失，如不欲缠于小指上，不用时置衣袋中亦可，但易失也。

笔杆制成捻杆之法处手用手之中三指按杆上，大指屈首节，以首节背面平抵于杆后而捻之最宜注意之，然要使中三指之罗纹顶横成一直线（中指缩，二指略缩，无名指不缩则罗纹顶自成直线）并使成一水平。

三指按于笔杆上入手之法，先须调息静心默想五脏平脉往来指下，习者右手捻笔管，心想如有肺脾命之平脉往来，唯初捻杆时心中想像指下症然耐心捻想半月以后，笔杆上自然现脉行如心想之状。

练时可常假亲近人之手按其脉以为练习按脉之法，受诊者之腕须使侧置，大指在下，小指在上，指令略屈以已中指按于腕骨下高骨顶尖，缓推直下，使罗纹按于脉上则得关部，次下二指并于中指前，使罗纹按脉上则得寸部，次下无名指并于中指后，使罗纹按于脉上则得尺部，无名并于中指后，长人并稍松，矮人并稍紧，不高不矮人则不松不紧置之大指屈首节，以首节背面抵于臂后。

捻杆半月之后杆上当觉脉行即可将二十八脉随意取一，心想其状往来指下而脉状自显，但须次第练习，必使二十八脉随意想一脉，其脉即现指下，久之又久假亲近人脉按之即能断其脉行之状也。

捻杆时，一时只能练一手，两手须次第练之，每日必订一定时间一手至少须照法捻杆一句钟之久以为定课，闲时即当捻杆默想不必拘时，然注于脉上，无一息之间断，则指之罗纹可通神，故曰通于禅也。

按人脉时，诊者当正坐凝神将吸气送于丹田，轻轻呼出数息后方按脉，则气平心静，易得脉状。

诊人之脉，初取其浮部五十至起手，次取其中部五十至，起手再取共沉五十至，然后断其脉状，此为至少之诊察时间也，习久自熟，融会贯通亦不必拘泥也。

练此法者，费时约百日即成，若能加练，更臻妙境矣。

此法为不传之秘，愿医者尊重而勤习之则了了，于心者自得分明显于罗纹顶上而脉状无形矣，得者其宝之。

量尺寸录

（一）手足以按中指中节为寸。

（二）鸠骨尾穴到肚脐中间共八寸（人人皆八寸，由脐下至会阴穴）。

诸人有高低而腹则无高低，故只八寸。

第二编 辨证纲要

第一章 六要

六要者，表里寒热虚实也。此医中最大关键，明乎兹则万病皆指诸掌。

一、表：以表言之则风寒暑湿火燥感于外者是也。

二、里：以里言则七情恣欲饮食伤于内者是也。

三、寒：寒者阴之类，或为内寒，感为外寒，寒者多虚，而实者少。

四、热：热者阳之类，或为内热，或为外热，热者多实，而虚者少。

五、虚：虚者正气不足也。内出之病多不足。

六、实者邪气有余也。外人之病多有余。

第一节 表证

表证者邪自外入者也。凡风寒暑湿燥火气有不正者皆是。

引内经以证之如下：

（一）清风大来燥之胜也，风木受邪，肝病生也。

（二）热气大来火之胜也，金燥受邪，肺病生也。

（三）寒气大来水之胜也，大热受邪，心病生也。

（四）湿气大来土之胜也，寒水受邪，肾病生也。

（五）风气大来，木之胜也，土湿受邪，脾病生也。

（六）冬伤于寒，春必病温。

（七）春伤于风，夏生飧泄。

（八）夏作于暑，秋生痎疟。

（九）秋伤于湿，冬生咳嗽。

以上皆外来之邪。

一、外邪阴阳辨：邪有阴阳之辨，所伤亦各不同，然邪虽有六化只阴阳。

（一）阳邪化热伤气：伤气者，气通于鼻，鼻受无形之天气，故外受暑热，而病有发于中者，以热邪伤气也。

（二）阴邪化寒伤形：伤形者，形充于血，血营乎身，寒邪伤之浅在皮肤，深入经络，邪来于外，热遇营卫，则为身热、体痛、无汗、恶寒，是寒邪伤神也。

经曰：寒则腠理闭气不收，故气收炎热则腠理闭营卫通汗大泄故气泄气此寒热阴阳之辨。

（三）风寒辨：六气感人又唯风寒为最，以风为百病之长，寒为杀厉之气也。人生内有脏腑，外有经络之客于形身，必先舍于皮肤，次入经络留而不去然后内连脏腑，此邪自外入之项。

（四）外邪戒攻：若邪气在表不可攻里，恐里虚邪陷，漫无解期矣。表证既明，里证可因而辨也。

二、脏腑经络与表里：

（一）人身脏腑在内，经络在外，故脏腑为里，经络为表。

（二）在表手足各有六经为十二经，而十二经分阴阳，则六阳属腑为表，六阴属脏为里。

按十二经分手足，则足阴之脉长而且远自上及下遍络四体，故可按之以察周身之病。

手经短而且近皆出入于足经之间，故诊外感者，但言足经不言手经也。

三、经络之治法：

（一）经寒络热者，温经清络。

（二）络寒经热者，温络清经。

但经直络横，温甘通经，辛香通络为别。

四、脏入腑之辨危愈

脏病入腑即愈，咳嗽入腑即危，盖肺与大肠相表里，胃伤则饮食不进故也。

五、足六经表里辨：

（一）足之六经以三阳为表，三阴为里。

（二）三阳以太阳为表中之表，以其脉行于背，背为阳主表也。

（三）阳明为阳中之里，以其脉行于腹，腹为阴主里也。

（四）少阳为半表半里，以其脉行于侧，之阳传遍渐入之阴也。

故欲察表证，当分足三阳经，而又以太阳一经包覆肩背周身内连脏腑者俞为诸阳主气，独四通八通之衢，风寒伤之，先犯此经，足太阳由足入腹，太阳在肌表之间，而三阴主里，风寒自外入者，未有不由阳虚而入阴经也。

（五）迳入三阴，若迳入之阴，即为直中必连脏矣。故阴经无独见之表证。

六、邪闭皮毛：寒邪在表，必身热无汗，以邪闭皮毛也。

七、寒邪客经络：此必身体痛或拘急酸痛，以邪气外来，荣气不能流利也。

八、寒邪之头痛：寒邪在表头痛有四列之如下：

（一）太阳头痛：足太阳经脉上循头项，故头连脑而痛。

（二）阳明头痛：阳明经脉上循头面，故头连额而痛。

（三）少阳头痛：少阳经脉上循头际，故头角作痛。

前证医案：脉弦数大，苔中黄，头痛及旁，阳明湿热挟胆经风阳上逆也。

大川芎汤（川芎、天麻）合茶酒调散，芷、草、羌、荆、芎、辛、防、薄、二陈汤加首乌、归身、白芍。

诒按此亦少阳阳明两经之病，但风阳既已逆，似当参用清熄之意乃合。芎、辛、羌、芷未免偏于升动矣。

（四）厥阴头痛：厥阴脉上巅顶，故头顶作痛。

郑宜寿云，巅顶痛乃肝火痰挟之焦相火而病也。

前证医案：兰卿因恚怒而患胎气不安，头巅顶痛甚，左关浮洪，饭后心难异常，用四物加肝虚头痛法，一剂霍然。

处方如下：川芎（五分）、生地（二钱）、白芍（一钱）、当归（一钱）、牡蛎（三钱）、乌梅（一钱）、桑叶（二钱）、菊花（二钱）、女贞（一钱）、藁本（八分）、玄参（二钱）、小麦（三钱）、盐水炒、香附（七分）。

（五）肾虚头痛：属少阴。

（六）痰厥头痛：属太阴。

但太阴少阴无外邪头痛耳。

九、伤寒恶寒：寒邪在表阳气不伸，故令恶寒。伤寒恶寒，亦犹伤食恶食也。

十、邪在太阳：邪气在表，脉必浮而紧数，以营气为邪拘束不能和缓舒徐也。

太阳经起目内眦上顶巅下项挟脊抵腰膝外，邪于之必发热而头项强痛腰脊强或膝胫痛也。

十一、邪在阳明：阳明经起目上下纲循面挟鼻行胸腹，故邪在阳明必发热鼻干不得眠也。

十二、邪在少阳：少阳为半表里之经绕耳前后，循肩下胁肋，故邪在少阳必寒热往来，耳聋、口苦、胸肋痛而呕。

以上皆三阳表证，不可攻里，或发表，或微解，或温散，或凉散，或温中托里，而为不散之散，或补阴助阴，而为云蒸雨化之散。

十三、风寒在表营卫俱病：风寒在表，脉必浮紧，浮则为风，紧则为寒，风则伤卫，寒则伤荣，荣卫俱病，骨节烦痛，当发其汗也。

风为阳，卫亦为阳，寒为阴，荣亦为阴，阳邪伤卫，阴邪伤营，各从其类也。

卫得风则热，营得寒则痛，营卫俱病故骨节烦痛也。

十四、浮脉兼脉须参表证：浮脉属表理固然也，然浮中兼见他脉者，须参合表证乃免误治。

（一）脉浮兼沉紧：凡寒邪初感之甚者拘束卫气不能外达，脉必沉而兼紧，但当以发热恶寒、头痛、身痛，诸表证参合之。

（二）脉数浮大：血虚火迫动血脉数浮大，按之索然。

（三）脉浮数无力：阴虚水亏，脉必浮数无力，但当兼涩耳。

（四）脉浮大兼洪数：内火炽盛，脉亦浮大或洪或数为异。

（五）脉浮大：关阴格阳脉亦浮大，按之格指。

以上之证俱非表脉，必当以形气病气有无表证参酌之，庶免误治之失。

（六）脉大兼紧数：外感寒邪，脉大者必病进以邪气日盛也，然必大而紧数亏为病进。

（七）脉小渐大缓：初病脉小，以后渐大渐缓者，此从阴转阳，又为胃气之脉，病虽危剧，终当渐解也。

（八）脉紧无力：病若未减，脉气紧而无力者，靡有愈期也。

盖紧者邪气也，力者元气也，紧而无力是邪气有余，而元气不足，何以逐邪外出耶。

盖诊者必使元气渐充则脉渐有力，自小渐大，自虚渐充，渐至微洪微滑，此是阳气渐达，而表将自解矣。若日渐无力，而紧数日甚，危亡之兆也。

十五、内外先后之治法：病必自外入者，方得谓之表证，若由内以及外，便非表证矣。

经曰：

（一）调内：从内之外者调其内。

（二）治外：从外之内者治其外。

（三）先调内后治外：从内之外而感于外者，先调其内而后治其外。

（四）先治外，后调内：从外之内而盛于内者，先治其外，而后调其内。

十六、伤风中风类中风非表证解：伤风中风皆为风邪，不可均作表证。

（一）伤风：伤风之邪自外而入表证也，可散之温之而已。

（二）中风：中风之病虽有风邪，实由内伤而入，宜挟本疏邪，乃为正治。

（三）类中风：此本无风邪形证类尔。中风者积损累败致然也。

以上三者俱不可作表证论。

十七、外邪发热：发热之证似皆火证，但当分辨表热里热耳。

（一）表热：凡邪在表而发热者，表热里无热也。此因寒邪在表，治宜解散，邪解而外热亦解。

（二）里热：在热盛热者里热甚，而达于外也。此是大证，治宜清凉，里热化，而外热亦解。

以上须分内外皆可作邪热论治。

（三）脏虚内热：阴虚水亏为骨蒸，为夜热者，此脏虚内热，切不可作邪热，例治唯壮水滋阴，则虚热可解。

十八、燥湿外邪表里阴阳辨：燥湿二气，亦外邪之类，但湿有阴阳，燥亦有阴阳。

（一）湿从阴化为寒湿，湿从阳化为湿热。

（二）燥从阳化因于火，燥从阴化发于寒。

热则伤阴必连于脏，寒则伤阳，必连于经，此燥湿皆有表里，皆有阴阳，必当细辨别治。

1.寒湿湿热之证候暨其办法

（1）寒湿之症如下：

泄泻多由寒湿，寒宜温，湿宜燥。

（2）湿热之症如下：

痢疾成于湿热，湿宜利，热宜清。

（3）湿邪之辨法：凡舌苔黏腻，口不渴，为湿邪之证据。

①白而黏腻者，为寒湿。

②黄而黏腻者，为湿热。

③更验其小便不利，大便反快为湿邪。

2.湿燥之辨治：

（1）湿：

①外入之湿。经曰，因于湿首如里，又曰伤于湿者，下先灸之，若冲风冒雨，动作劳苦，汗湿沾衣，皆湿从外者也。

②内出之湿。凡嗜饮酒酿，恣啖生冷，内伤脾胃，泄泻肿胀，呕吐疸黄，皆湿从内出者也。

③治湿所宜。在外在上宜汗解；在内在下宜分利；湿热宜清宜渗；寒湿宜燥宜温。

如口中自觉黏腻，则湿渐化热，仅可用厚朴，槟榔等苦辛微温之品。徐灵胎云，治湿邪则用香燥之药，发汗即以去湿。

（2）燥：

（天）燥从阳化伤乎内者，经曰：清风火来燥之胜，风木受邪肝病生也，即中风之属。

①原因与症状。盖燥盛则阴虚，阴虚则血少，血少则或为牵引，或为拘急，或为脾膜风消，或为脏腑干结，此燥从阳化阴气不足而伤乎内者也。

②治法：治当养营滋阴为主。

（地）燥自金生伤乎表者，秋令太过金气胜而风燥从之，则肺先受病而燥生也，此伤风之属。

①原因与症状。由风邪外来气应皮毛，故身热无汗、干咳、喘满、鼻塞、声哑、咽干、喉燥，此燥自金生，卫气受邪而伤乎表者然也。

②治法：治以清扬解散润肺祛邪为主。

徐灵胎曰：燥病则用滋润之药，滋水即以作汗。

第二节　里证

里证者，症之在内在脏也，凡病自内生则或因七情，或因劳倦，或因饮食所伤，或为酒色所困，皆为里症，倘误表作里，误里作表，最为大害当详辨之。

一、热非在表：身虽微热，纤纤然汗出不止及无身体酸痛，拘急，脉不紧数者，此热非在表也。

二、阳明热盛于里：身热不恶寒反恶热，此绝无表邪，乃阳明热盛于里证为里证也。

三、小便不利：凡病表证而小便不利者，知邪已入里也。

四、胸腹拒按：表证不罢而饮食不进，胸腹拒按者，此邪已实于里也。

五、表热传胸：若呕恶口苦心胸满闷及表热传至胸中渐入于里中。

六、烦燥腹利：烦躁不眠，燥渴谵语，腹肚下利者，皆邪热入于里也。

七、胃腑里实：腹胀喘满，大便结硬，潮热斑黄，脉滑数实，此则阳明胃腑里实乃可下之也。

八、七情内伤：

（一）过于喜者，伤心而气散心气散者收之养之。

（二）过于怒者，伤肝而气逆肝气逆者平平抑之。

（三）过于思者伤脾而气结脾气结者温温豁之。

（四）过于忧者伤肺而气沉肺气沉者举之舒之。

（五）过于恐者伤肾而气怯肾气怯者壮之安之。

九、色欲伤肾：

（一）阳虚无火者兼培其元气。

（二）阴虚无火者纯补其真阴。

（三）痰饮为本：此患必有所本治所从来方为主治，若但治标非良法也。

（四）五脏更脏伤：此证本不易辨，然有诸中必形于外也。试列如下：

1. 肝病则不能视而色青。

2. 心病则舌不能言而色赤。

3. 脾病则口不知味而色黄。

4. 肺病则鼻不闻香臭而色白。

5. 肾病则耳不听音声而色黑。

第三节　寒热

寒热者阴阳之化也。

（一）阴不足则阳乘之而变为热。

（二）阳不足则阴乘之而变为寒。故阴盛则阳病，阴盛为寒也；阳盛则阴病，阳胜为热也。

（三）热极则生寒，是热极而阳内阴反外也。

（四）寒极则生热，乃寒极而阴盛阳行于外也。

（五）阳虚则外寒，寒必伤阳也。

（六）阴虚则内热，热必伤阴也。

（七）阳盛则外热，阳归阳分也。

（八）阴盛则内寒，阴归阴分也。

（九）寒则伤形，形言表也，热则伤气，气言里也。

（十）故火旺之时，阳有余而热病生，水旺之时，阳不足而寒病起。

（十一）人事之病由于内气交之，病由于外。

（十二）寒热之表里当知寒热之虚实亦不可不辨。

一、热证：

（一）热在表者：为发热头痛，为丹肿斑黄，此皆因里热而起，为揭衣去被、为诸痛疮疡。

（二）热在里者：为胀满督闷，为烦渴痞结，或喘急牛吼，或躁扰狂越。

（三）热在上者：为头痛目赤，为牙痛喉疮，为诸逆冲上，为喜冷舌黑。

（四）热在下者：为腰足肿痛，河间热肿不谬，二便闭涩，或茎痛遗溺精，或溺赤便泻。

（五）真热脉象：真热之脉，必滑数有力。

二、寒证：

（一）寒在表者：恶寒、身痛、浮肿、肤痛及容颜青惨，四肢寒厥。

（二）寒在里者：恶心、呕吐、冷咽、肠鸣及心腹疼痛，喜热、畏冷。

（三）寒在上膈：吞酸、嗳腐、噎塞反胃及饮食不化，喘腹呃哕。

（四）寒在下焦：清浊不分，腹痛飧泄及阳痿遗精，膝胫寒冷。

（五）真寒脉象：真寒之脉必迟弱无神。

三、阳脏之人：阳脏之人多热，阳脏者必平生喜冷畏热，即朝夕食冷，绝无所病，此真阳之有余也。

四、阴脏之人：阴脏之人多寒，阴脏者喜热畏冷，略食寒凉必伤脾胃，此真阳之不足也。

注意：阳强者少，十唯一二，阳弱者多，十常七八。然恃强者，每多致疾病，畏弱者多获康安。若见彼之强，忌我之弱，则与侏儒观场，丑妇效颦者无异矣。

第四节　寒热真伪

寒热有真假者，阴证似阳，阳证似阴也。

（天）阴证似阳，清之必毙。缘阴盛之极，往往格阳身热面红，口干喜冷，手足躁扰，言语谵妄，脉来洪大，悉似阳证。

但身虽炽热，而欲得衣被，口虽喜冷，而不得下咽。手足虽躁扰而神则清，言语虽谵妄而声则微，脉虽洪大而按之无力。

若误清之，是以水济水也。

（地）阳证似阴，温之则亡。顾松园云，阳盛之极，往往发厥，手足厥冷，自汗发呃，身卧如塑，六脉细微，悉似阴证。

但审其内证，必气喷如火，咽干口臭，舌苔芒刺，渴欲冷饮，谵语太息，喜凉恶热，心烦胀满，按之痛甚。小便必黄赤短少，大便必臭秽殊常，若误温之，是以火济火也。

一、真假寒热辨

（一）阴极反能发热：此内寒外热，即真寒假热也。

（二）阳极反能厥冷：乃内热外寒，即真热假寒也。

（三）假热者最忌寒冷。

（四）假寒者最忌温热。

辨此者当以脉之虚实强弱为主。

二、假热

（一）假热者，水极似火也，易言之，即寒逼阳于外也。

（二）假热之原因：凡病伤寒或杂病，有种种发热如下：

1. 有素禀匠寒，偶感邪气而反热者。

2. 有劳倦受邪，而反热者。

3. 有酒色过度受邪，而反热者。

4. 有原非火证，误服寒凉而反热者。

（三）假热之现象：真热本发热，而假热亦发热。见证亦面赤烦躁，大便不通，小便赤涩，或为气促，咽喉肿痛，阳升之象，或为身热脉数躁疾，倘误认为热，妄投寒凉，下咽必毙。

（四）假热辨证之真谛：假热之证，身虽热而里寒，正是里寒格阳之证，乃虚阳不敛也。凡里寒外热之证，皆寒逼阳于外也。

三、虚狂与虚斑之辨证：

（一）虚狂之现象如下：

1. 口虽干渴，不喜冷饮。

2. 热饮亦不能多。

3. 或大便不实，或先硬后溏。

4. 或小便短少，或水枯黄赤。

5. 或气短懒言，或神倦色黯。

6. 或起倒如狂，禁之则止，自与登高骂詈者不同。

以上所列皆辨假热之要诀也。

（二）虚斑辨：

1.或斑如纹迹，淡红细碎，自与热极红紫者不同。此辨假热虚斑之要诀也。火不郁不成斑疹，若虚火力弱，则色淡也。

2.四肢清口不甚渴，四肢清者微冷也。

上列假热虚斑，辨证之要诀也。

四、假热之脉象：其脉沉细急疾，或豁大无神。经云：身热脉数，按之不鼓击于指下者，此阴盛格阳，非热也。又经云：数则脾气虚。

凡热越皮肤，寒在脏腑，所谓恶热非热，明是阴证也，似此内败真寒，不知求本，但知攻热，无不速危矣。

五、假热之治法：急当以八味理阴回阳，四逆倍加附子，引火归元，使元阳渐回，则热必退脏，所谓火就燥者是也。

（一）八味药解：八味肾气丸，治少阴亡阳，咽痛吐利，脉阴阳俱紧者。亡阳则卫外不密，而汗出吐利。

阴虚则烦中火发，而咽痛脉紧，此即少阴亡阳证也。

熟地滋阴补肾，萸肉秘气涩精，丹皮泻君相伏火，泽泻泻膀胱水邪，山药退虚热，健脾益阴，茯神渗湿热、通肾交心，更加桂、附以导引虚阳，归纳肾气，则阳回而咽痛自止，汗出吐利无不愈矣。

（二）四逆倍加附子方药解

甘草（二两炙）、干姜（一两半）、附子一枚（生用破八片）。

按方名四逆，必以之治厥逆，论云厥者阴阳气不顺接，乎足逆冷是也。此方温中散寒，故附子用生者。故徐灵胎云，四逆一类总不离干姜以通阳也。治宜下焦。

（三）四逆汤加猪胆人尿：此仲景治少阴澄烦躁发狂者，用之以平格阳之气。按元脉厥逆，呕而且烦，则上下俱不通，阴阳相隔故加猪胆人尿，引阳药达于至阴而通之。即内经所云反佐以取之是也。猪胆汁苦滑之极，引药直达下焦。

内真寒外假热医案：薛已治一男子，发热烦渴，时或头痛，此头痛为内伤，服发散药，反加喘急腹痛，其汗如水，昼夜谵语，此劳伤元气误汗所致。其腹必喜手按，询之果然。

遂与十全大补，加附子（一钱），服之熟睡，唤而不醒，举家惊惶，及觉诸证顿退，属内真寒而外假热，故肚腹喜暖，口畏生冷，此乃形气 病气俱不足法，当纯补元气为善。

（一）正治：叶天士云，反治之道，非以热治热，以寒治寒，微者逆之如寒病热病，其势尚微用热治寒，用寒治热，是谓正治。

（二）从治（水）：若热极用寒药，逆治则格柜而反甚，故少加，热药为引导，使无格拒，直入病所。

1. 用热药治寒病，少加寒药，以顺病气，而无格拒，使之同气相求，谓之从治。

非竟以热药治热病，寒药治寒病也。

2. 若热药治寒病，而寒不退者，所谓热之而寒者，取之阳求其属也。

阳虚则益火之源，阴虚则壮水之至，乃为各从其属，故谓求其属也。

3. 热药治寒病，用寒药为引导，则无格拒。

4. 寒药热饮则愈，已假热之病，热药冷饮则愈。

所谓从治者，乃顺其性而抑之，非以寒冷直折之，谓从治也。至真要大论。经云，微者逆之，甚者从之。微者谓病之轻者也。轻者正治，谓之逆，逆迎合之意也。甚者，病之重者也。重者，反治，谓之从。从顺从之意也。亦热因热治，寒因寒治，通因通治，塞因塞治之各法也。

1. 诸寒之而热者，取之阴。诸寒之而热者，谓用诸种寒药治热病而热者，谓非但热不减，而反增热也。是阴分不足也。当补其阴，故曰取之阴。

2. 热之而寒者，取之阳。热之而寒者，谓用热药而治寒病，非但寒不减，而寒反甚也。是阳虚不足，当补其阳，故曰取之阳。

3. 真寒假热辨：此证下部冰冷，上部大热，渴欲饮水，下喉即吐，乃真寒，反现假热之形以欺人也。当用六味汤剂探冷与服。

4. 假热擦足心法：再令人以手擦其足心，如火之热，不热不已，以大热为度。

5. 外治法：用吴萸肉（一两）、附子（一钱）、麝香（三分），以少许白面入之，打糊作膏，贴足心，少顷必睡，醒来下部热而上部之火息矣。

6. 姜附汤加人参：李东垣治面赤烦躁，欲饮，脉七八至，按之则散者，此无根之火，当用姜附汤加人参，以补摄元气。

7. 霹雳散：外台秘要以阴盛格阳阴燥，欲坐水中，宜以热药治之。

阴证发躁者，亦如发狂者，实非狂也。其病初起无头疼，但烦躁，欲坐泥水井中，或欲阴冷坐，躁乱不安，此阴极发躁者也。但手足逆冷，脉沉细，虽欲渴，不能饮水为异耳。用霹雳散治之，更须冷服，即附子真腊茶是也。

甚者，身发热面赤戴阳，足冷烦躁，脉数无力，乃里寒下虚，虚阳伏阴所致。宜人参四逆汤冷服。俗医乃以面赤身热而误作阳狂实热，反成大害者有之，干姜、附子、炙甘草。

试法：须用凉水半盏试之，入口即吐出而不纳者；是也。又须详脉，脉来无力者是。

六、假寒：假寒者火极似水也，如伤寒热甚，失于汗。下至阳邪元极热伏于内，自阳入阴是也。

（一）假寒之现象如下：

1. 声壮气粗形强。

2. 唇焦、舌黑、燥渴、饮冷。

3. 小便赤涩。

4. 大便秘结或热结膀胱。

5. 下利清水中，仍有燥粪，及失气极臭者。

以上所列现象，皆假寒非寒也。

（二）真热假寒辨治法：此证身外冷，身内火炽，发寒发热，战栗不已，乃真热反现假寒之象，以欺人也。

1. 治法：法当用三黄汤加石膏、生姜乘热饮之。

2. 外治法：再用井水，以扑其心至二三十次内热自止，外之战栗亦若失矣。复用元参、寸冬、白芍（各二两），煎汤任其饮后不再甚也。

3. 假寒发厥辨证难识：其初身渐热，至发厥，神志皆沉或时畏寒。

夫真寒本畏寒，而假寒亦时畏寒，是厥深热深热极反兼寒化也。易言之即热逼阴于外也。

前证医案：徐灵胎洞庭卜夫人患寒疾，有名医进以参附日以为常，十年以来服附子数十斤而寒愈剧。初冬即四面环火，棉衣几重，寒栗如故。

徐曰此热邪并于内，逼阴于外。内经云，热深厥与深入又云热极生寒当散其热，使达于外。用芦根两数两兼清凉疏散之药，饮三剂去火，十剂减衣，常服养阴之品而身温。

（四）假寒之主治如下：

1. 脉象：滑数有力，此实热内结也，主承气汤。

经曰身热厥冷，脉必滑数，按之鼓击于指，下者，此阳极似阴非寒也。

2. 必烦潮热：主大柴胡汤。

3. 有热无结自汗烦渴，脉洪无力者如神，白虎汤。

（五）杂病之假寒：其状时懔畏寒、口渴、饮水，此热极于内，阳气不伸，正寒在皮肤，热在脏腑也。所谓恶寒非寒，明是热证。故冷饮便结，溺涩口臭，躁扰不安，脉必滑数有力，当以凉膈加连，清热存阴，内热即除，则假寒自退，所谓水流湿者是也。

前证医案：濮树堂室病王孟英甫为参愈，而树堂继焉起，即四肢厥逆，脉伏恶寒，发热头痛左为甚。唯口渴，因与葱、豉二帖，热虽退，脉仍伏，四肢冷过肘膝，大解频行，皆疑为虚寒。

孟英曰，此证俨以阴厥，然渴饮溲赤，真情已露，岂可泥于一起即厥而必定其为寒乎。径投凉解热，果复发而肢冷脉伏如故。幸病者坚信腹药不疑。至第七日大便泻出红水，溺则管痛，呕恶烦躁，彻夜不瞑，人更危之。孟英曰热邪既已下行，可望转机。

以白头翁汤加银花、通草、芩、芍、茹、滑、知、斛、栀、楝、羚角之类投三日始止。四肢渐和，颇有昏瞀谵语，用王氏犀角、地黄汤一剂，四肢热，而脉湿滑数，苔轻灰黄，大渴遗溺，病人自述如卧烘箱上。于昨方加入元参、银、元、竹叶、生石膏、知、贝、栀、斛，服一剂，夜间即安寐，而苔转黑燥，于昨方复加花粉，服一剂热退而头面汗多、懒言、倦寐、小溲欲解不通，诸亲友咸以为危，各举所知，而群医云，挽救不及，病家惶惶。

孟英云：此证幸初起，即予诊视得尽力为死里求生之举，非此他人之病皆因误治致危然不明言其阴者，恐病家惶惑而筑室于道旁也。今生机已得，不过邪去真阴未复，当恪守予法自然水到渠成，切勿二三其德以致为山亏簧赖有一二知音竟从孟英议，服西洋参、生地、苁蓉、麦冬、楝、芍、知、斛药一剂、溺行索粥，再服而黑苔退，三服而神清音朗，舌润津回，唯有韧痰不能吐，右偏头微痛，于原方加二至桑菊、贝母、牡蛎，又复五剂得解，鞭失一次，各患始安眠食渐适而瘳。

第五节　虚　实

虚实者，有余不足也。但有表里之虚实，气血之虚实，脏腑之虚实，阴阳之虚实为异耳。

凡外人之病多有余，内出之病多不足。

实言邪，气当泻，虚言正气当补，欲明虚实，当知根本。

夫病邪之实因为可虑，而元气之虚，更属可虞。

诊病者必先以元气为主，而后求病邪之谋深。

（一）实而误补：若实而误补，不过增病，病增者，随可解救。

（二）虚而妄攻：虚而妄攻，必致脱元，元脱者，不可生矣。

（三）诊虚实脉之病证：凡病虚实之要，莫逃乎脉。

1. 脉之真有力，真有神，云是真实证。

2. 脉之假有力，假有神，便是假实证。

矧脉之无力无神，以至全无力，全无神者亦。

一、实证：

（一）表实。证状如下：

1. 发热身痛。

2. 恶寒鼓颔。

3. 或恶热揭衣扬手掷足。

4. 寒来于表者无汗。

5. 火结于表者有疡。

6. 走注红痛知营卫之有热。

7. 拘急酸痛知经络之有寒。

（二）里实。证状如下：

1. 为痛胀。

2. 为痞坚。

3. 为闭结喘满。

4. 烦躁懊憹。

5. 或气血精聚结滞腹中不散。

6. 或寒邪热毒深留脏腑难消。

（三）阳、阴、气、血各实证

1. 阳实者多实恶热。

2. 阴实者多痛恶寒。

3. 气实者气必喘粗声音壮厉。

4. 血实者血必凝聚多痛且坚。

二、虚证：

(一) 表虚。各证如下：

1. 多汗。

2. 战栗怯寒。

3. 耳聋眩晕。

4. 目暗羞明。

5. 或肢体麻木举动不胜烦劳。

6. 或皮毛枯槁，肌肉日见瘦削。

7. 或颜色憔悴，或神气索然。

(二) 里虚。各证如下：

1. 心怯。

2. 心跳多惊。

3. 津液内竭。

4. 神志不宁。

5. 或饥不饮食。

6. 渴不喜冷。

7. 或畏明张目，恶闻人声。

8. 饮食难化，时多呕恶。

9. 或气虚中满，二便不利。

10. 或遗精而溲溺不禁。

11. 或泄泻而脱出肛门。

（1）女子里虚：①女子血枯经闭；②胎多下堕。

③带下赤白；④崩漏癃淋。

（三）阳虚：阳虚者火虚也，各证如下：

1. 为神气不足。

2. 眼黑头眩。

3. 咳嗽吐沫。

4. 必多寒而畏寒。

（四）阴虚：阴虚者水虚也，各证如下：

1. 为骨蒸劳热。

2. 亡血戴阳。

3. 干咳失精。

4. 必多热而畏热。

（五）气虚：气之性善升而易散，育与固养气之妙，唯静存守中，善养气者矣。

气虚有二如下：

1. 气短似喘。

2. 声音低怯。

（六）血虚：血之善降而易凝，和与温养血之妙，唯运动调中，善养血者矣。

血虚有二如下：

1. 肌肤干涩。

2. 筋脉拘挛。

（七）虚中有实，实中有虚：虚者宜补，实者宜泻，不知虚中复有实，实中复有虚也。试列如下：

1. 至虚有盛候：徐灵胎曰如病起七情，或饥饱劳倦，或酒色所困，或先天不足，每多身热，便闭，虚狂，胀满，戴阳假斑，证似有余，实由不足，故曰至虚有盛候。

顾松园曰，心下痞痛，按之则止，色粹声短，脉来无力，虚也。

甚则胀极而食不得入，气不舒，便不得利，是至虚有盛候，若误泻，是虚虚也。故曰，至虚有盛候，泻反含冤。

2. 大实有羸状：徐灵胎曰：如外感未除，留伏经络，饮食不消，积聚脏腑或郁结逆气有不可散顽痰瘀血有所留脏病致羸，似乎不足，不知病根未除，实非虚证也。故曰大实有羸状。某云，积聚在中，按之则病，色红气粗，脉来有力，实也。甚则嘿嘿不欲语，肢体不欲动，或眩晕昏花，或泄泻不实。是大实有羸状。盖误补之，是盛盛也。故曰大实有羸状，误补益疾。

经曰，无实实无虚虚谓损不足，而益有余耳，学者所当留意也。

第二章 治 法

治法有从逆不可不辨试列如下：

一、逆治者何，谓以寒治热，以热治寒，此证治也。正即逆也。

二、从治：从治者何，谓以热治热，以寒治寒，是反治也。反即从也。

例如热药散寒，而寒不去者，无火也。当以桂、附、参热治之。即益大之。原以消阴翳，此逆治也。

但热治寒，而寒不退，反用寒凉，而寒退者，此证假寒之病，以寒从治则热而寒自解也。

又如寒药治热病，而热不除者，无水也。当以六味知、柏治之，即壮水之主以制阳光。此逆治也。

但寒治热两热不愈。反用参、姜、桂、附八味而退热者，此即假热之病，以热从治，即甘温能除大热也。

仲景以小建中为主方，用桂枝、生姜，宣胸中之阳，即所以除阴火也。后人识见不及，虑姜、桂之热，只用温补之品。

东垣云：参、芪、甘草，为泻火之良药。又云，甘温除大热。视右云虽低一格，犹有先民之巨获。

医案：程觇泉治郑鹤鸣寒热身痛，肢冷脉伏，肌肉青紫而赤，烦躁呃逆频频，单用姜、附、参、草四味，煎令冷服，外用葱艾炒热熨脐，老姜、附子片煎汁薰洗手足，始厥回。唯每呃必至百声，知为肾气上冲。于前药参以熟地、枸杞、五味、丁香摄纳真元。

三、热药冷服之原理：热因寒用者，沉寒内结，当以热药治之。弟寒甚格热热不能前则以热药冷服下咽之后，冷性既消，热性便发，情且不违，而致大益。

四、寒药热服之原理：寒因热用者，如大热在中，以寒攻治则不入，以热攻治则病增，乃以寒药热服，入腹之后，热性既消，寒性遂行，情且协和，而病日以减也。

（一）气味之辨治：气味之辨则诸气属阳，诸味属阴。

1.气本乎天有四，寒热温冷是也。

2.味本乎地有六，酸苦甘辛咸淡是也。

盖温热者天之阳，寒凉者天地之阴也。

辛甘淡者地之阳，酸若咸者地之阴也。阳主升而浮，阴主沉而降。

3.气味各有所主，试列如下：

（1）辛主散：其行也横，故能解表。

（2）甘主缓：其性也和，故能补中。

（3）苦主泻：其性也下，故可去实。

（4）酸主收：其性也敛，可以治泻。

（5）淡主渗：其性也利，可以分消。

（6）咸主软：其性也沉，可以导滞。

4.纯气纯味各有所取。

（1）用纯气者取其动而能行。

（2）用纯味者取其静而能守。

按气味兼用合和之妙，君臣相配，宜否之机。

5.用药当知所忌。

凡药既欲其宜，尤当知忌，先避其害，后用其利，一味不投，众善俱弃，试举所忌如下：

（1）欲表散者，须远酸寒。

（2）欲降下者，勿兼升散。

（3）阳旺者，当知忌热。

（4）阳衰者，沉寒勿犯。

（5）上实者忌升。

（6）下实者忌秘。

（7）上虚者忌降。

（8）下虚者忌泄。

（9）诸动者再动即散。

（10）诸静者再静即灭。

（11）甘勿施于中满。

（12）苦勿投于假热。

（13）辛勿需于热燥。

（14）咸勿用于伤血。

（15）酸本木味，最能克土，脾气虚而少运者，切勿轻投。

按阳中有阴象，阴中复有阳诀，使能触此阴阳，则药理虽玄岂能透彻。

6.用药当知制法：台参须玫瑰花同炖冲，玫瑰花利血行血理气平肝气。

益元散，真西珀研末拌车前草。

红白扁豆花

炙半夏

戈制半夏

石决明、真川连拌又拌打

东白芍东壁土炒

竹沥菖蒲汁

煨木香真川连拌

苍龙齿

鳖甲童便炙（治劳去热用此）

真野术陈壁土炒

鲜竹沥、鲜菖蒲同捣

青蒿童便炙青皮蔗汁

阿胶藕粉炒成珠

鲜橄榄明矾同拌

麦冬米炒

垂下野桑枝

抱木茯神辰砂拌透

冰糖水炒石膏（因其性寒或糖拌炒则不妨胃）

姜汁炒竹茹

竹沥、鲜菖蒲捣汁和冲

水煮麻黄（碧玉散活水芦根）

米炒西洋参

生铁落煎汤代水

鸭血炒丝瓜络

鲜佛手黄衣

川郁金明矾拌打

台参须、鲜佛手露、青蒿露代水炖冲

紫丹参、猪血拌炒

炙冬花

姜制西洋参

鲜竹沥、鲜细叶、石菖蒲汁同冲

石决明、青黛拌打

九孔石决明与真川连同拌生打

奎红花生姜捣汁炒

黑枝辰砂拌打

以上系录凌晓五之制药法

第三章　诊　法

第一节　五　脏

一、心部：心火藏主生血，主藏血，主藏神，主周身脉络，主喜，主笑，开窍于舌。

（一）心之病证：

1. 外证：

（1）面赤，素在色为赤。

（2）口干，心气通于舌，火上炎则气也。

（3）喜笑，心在声为笑。

2. 内证：

（1）脐上有动气，脐上心之位也。

（2）按之牢若痛。

（3）其病烦心心痛病在本脏也。

（4）掌中热而晼手少阴脉入掌内故掌中热晼干呕也，诸逆冲上皆属于火。

3. 实证：心实多言多笑，小便黄赤涩少。

4. 虚证：心虚则神惨淡，志意怯虑，多悲，愁不乐。

5. 总论：有是者心也，无是者非也。

（1）心气有余之现状：

①痛。

②胸内痛。

③胁多满。

④胁下痛。

⑤膺背髆胛间痛。

⑥两臂内痛。

⑦喜笑不休。

以上为心气之实则宜泻之。

（2）心气不足之现状：

①胸腹大。

②胁下与腰背相引痛。

③惊悸恍惚。

④少颜色。

⑤舌木强。

⑥喜忧悲。

以上皆心气之虚则宜补之。

二、肝部：肝木藏，主行血，主藏魂，主周身筋脉，主怒主惊，开窍于目。又云肝脏病者愁忧不乐，悲思嗔怒，头眩眼痛，呵气出而愈。

（一）肝气之病：肝气肝风肝火三者，同出而异名。其中侮脾乘胃，冲心犯肺，挟寒挟痰，本虚标实，种种不同，故肝病最杂而繁，姑录大略于下：

《金匮》中云："趺阳为胃脉，脉微弦，法当腹满，不满者必便难，两胠疼痛，此虚寒欲从下而上也。当以温药服之。"（胠，音区，腋下胁也）

1. 疏肝理气：如肝气自郁于本经，两胁气胀，或痛者，宜疏肝。

香附、郁金、苏梗、青皮、橘叶之属。

药之气味主治：

（1）香附气味甘，微寒无毒，主除胸中热，充皮毛，为气分之要药。

（2）郁金治肝郁不舒，肝气冲胃，血虚者大忌。

（3）苏梗下气，但少缓耳。

（4）青皮味辛苦，性温，泻肝火，舒肝气，化痰破滞，消食宽中。

（5）金橘叶味辛苦，性微寒，舒肝郁肝气，开胃气，散肺气。

（6）橘叶苦平，气香轻扬，上达入肝胃，宣胸膈逆气，消肿散毒，凡妇人一切乳症，皆可用之。

（7）苏叶轻宣行气有功，而达肌表。

（8）苏梗中空，行气宽胸，利于中焦。

（9）苏子气厚，下气有力。

（10）梗能顺气安胎，盖气顺则一身通泰。犹梗之一身皆达也。下气宽胀，治噎膈反胃，心痛。旁小枝通十二经开窍脉络。

①兼寒：加吴萸，辛热有小毒疏肝解郁血寒用此开逐。

②兼热：加丹皮、山栀，二药散郁除蒸。

③兼痰：加半夏、茯苓，半夏气平，主心下坚，胸胀下气。

茯苓甘平，主胸胁逆气忧恚心下结痛。

经曰：肝苦急，血燥则急，急食甘以缓之。加人乳、甘草之类。

肝欲散，木喜条达。急食辛以散之。如桂枝，羌活、川芎、薄荷之类。

以辛补之，肝以辛为补。故川芎、薄荷，能以补肝。

以酸泻之，肝以敛为泻，故白芍、赤芍，皆曰泻肝。

2. 疏肝通络：如舒肝不应，营气痹窒，脉络瘀阻，宜兼通血络。

如旋覆、新绛、归须、桃仁、泽兰叶等。

（1）旋覆咸温，主结气胁下满。

（2）新绛和血，按说文绛，大赤也，绛草可以染色，陶宏景曰绛茜草也归须入络。

（3）桃仁苦甘平，主瘀血，血闭。

（4）泽兰苦微寒，通九窍，破瘀血，治肝郁，为女科肝郁血滞之要药。

（5）肝燥胁痛治法：大瓜蒌连皮捣烂（半分）、粉甘草（二钱）、红花（七分），水煎服。

按肝郁日久，肝气燥急，不得发越，故皮肤起泡，如鱼子疔，转为胀痛。经云，损其肝者，缓其中。瓜蒌为物甘缓而润，于郁不逆，又如油之洗物，滑而不满，此其所以奏功也。

3. 柔肝：如肝气胀甚，疏之更甚者，当柔肝。当归、杞子、柏子仁、牛膝。

（1）当归苦温主咳逆上气，妇人漏中绝子。

（2）杞子苦寒通血脉，利骨节，养肝益肾，为补养心肾之良药。

（3）柏子仁甘酸性平，养肝养血，安五脏。

（4）牛膝苦酸平，逐血气，膝痛不可屈伸。

①兼热加天冬、生地：天冬甘苦寒，主润肺益肾，通经活络，兼理血分；生地甘寒主逐血痹填骨髓，泻火凉血，生用者专取其性凉而滑利流通。

②兼寒加苁蓉、肉桂：苁蓉甘微温，主强阴益精神养精和颜色。

4. 缓肝：如肝气甚而中气虚者，当缓肝。炙甘草、白芍、大枣、橘饼、淮小麦。

（1）炙甘草甘平和入润剂养阴血。

（2）白芍苦平，主邪气腹痛。

（3）大枣甘温，治阴虚，滋肾，暖胃。

（4）橘饼味甘性温，下气宽中、消痰运食。

（5）小麦甘寒，养心益肾，和血健脾，除烦止渴。

（6）淮小麦甘凉，养胃气润泽，益心神，麦为心谷，故能入心。南麦性湿，北麦以淮产者为佳，故无壅滞生热之虑，却有凉心润燥之功。

5. 培土泄木：肝气乘脾脘腹胀痛，六君子沥加吴茱萸、白芍、木香，即培土泻木之法也。

木香苦辛温，活络开窍，治三焦之郁气。

6. 泄肝和胃：肝气乘胃，脘痛呕酸。二陈加左金丸或白蔻、金铃子，即泄肝和胃之法也。

左金丸、黄连姜炙炒（二两）、吴茱萸（盐水泡一两）治肝火燥盛，左胁作痛，吞酸吐酸。肝居于左，肺处于右，左金谓使金令得行于右而平肝也。

白蔻味辛无苦，意是专主乎金气也。专治在肺，兼治温胃，入手太阴肺，亦入足阳明胃经。

金铃子味苦性寒，行经血，利小便，泻心包之火，清膀胱之热。

7. 泄肝：如肝气上冲于心，热厥心痛，宜泄肝。（金铃、延胡、吴茱萸、川连）

延胡行血中气滞达肝，通治妇人经。

（1）兼寒加椒桂。

（2）寒热俱有者，仍入川连或再加白芍。

盖苦辛酸三者为泄肝之主法也。

8. 抑肝：肝气上冲于肺，猝得胁痛暴上气而喘，宜抑肝。如吴茱萸汁炒桑皮、苏梗、杏仁、橘红之属。

桑白皮甘寒润阴，涩而固气，能补虚益气。

橘红气味苦，辛温，与黄橘皮功用相同，近人多有以去白为橘红者，不知去白，乃用其力专，带白力缓，因白非皮也，不能以去白与否为橘红、橘皮之分。

杏仁甘苦温主下气。

（二）肝风：肝风一症，虽多上冒巅顶，亦能旁走四肢左传风淫末，四末即四肢也。

上冒者，阳亢居多。

旁走者，血虚为多。然内风多从火出，气有余，便是火。予故曰，肝气肝风肝火三者同出异名，但为病不同，治法亦异耳。

1.熄风和阳，即凉肝也。如肝风初起，头目昏眩，用熄风和阳法，如羚羊、丹皮、甘菊、钩藤、决明、白蒺藜是也。

诸药气味主治：

（1）羚羊苦寒，治肝热、舒筋骨、明目去风。

（2）石决明咸凉，除肺肝风热。

（3）丹皮辛苦微寒，和血凉血，泻血中伏火。

（4）甘菊甘苦微寒，清肺热，行血，治头风头晕。

（5）刺蒺藜辛苦性温，镇肝风，泻肺火，益气化痰，散瘀破血清疸，疮毒。

（6）钩藤钩甘苦性寒，镇肝风，舒筋通气。

2.熄风潜阳：如熄风和阳不效，当以熄风潜阳。如牡蛎、生地、女贞子、元参、白芍、菊花、阿胶，即滋肝也。

诸药气味主治：

（1）牡蛎味咸，清热滋水，为肝肾血分药。

（2）阿胶味甘性温、清肺养肝，补阴滋肾。

（3）生地甘苦微寒，泻血凉血。

（4）女贞子养阴益肾，补气舒肝，通经和血。

（5）白芍泻肝降火。

3. 培土宁风：肝风上逆中虚纳少，宜滋阳明泄厥阴。

如人参、甘草、麦冬、白芍、甘菊、玉竹。即培土宁风法，亦即缓肝法也。

诸药气味主治：

（1）人参味甘微寒，鲜者补阴，干者补阳。

（2）麦冬甘苦微寒，润肺养阴。

（3）玉竹色黄，质厚多脂，气不足，阴不足者宜之。但多服或重用则腻膈满气，非如二冬、生地等之流利。

4. 养肝：如肝风走于四肢，经络牵掣，或麻者，宜养血熄风。生地、归身、枸杞子、牛膝、天麻、制首乌、三角胡麻，即养肝也。

诸药气味主治：

（1）首乌甘温，补脾益肾，固精养气。

（2）胡麻甘平补肝肾。

（3）天麻平温通血脉，治诸风掉眩。

（4）牛膝咸平治血脉，舒筋骨，平肝强肾。

（5）暖土以御寒风：如金匮近效白术、附子汤，治风虚头重眩，苦极不知食味，是暖土以御寒风之法，此非治肝，实补中也。

（三）肝火：肝火燔灼，游行于三焦一身上下内外，皆能为病，难以枚举，如目火颧赤，痉厥狂躁，淋闭疮疡，善饥烦渴，呕吐不寐，上下血溢皆是。

1.清肝：如羚羊、丹皮、黑栀、黄芩、竹叶、连翘、夏枯草。

诸药气味主治：

（1）黄芩苦寒泻中焦实火。

（2）夏枯草辛苦微寒，清肝火解内热。

（3）连翘苦微寒解热散气。

（4）淡竹叶甘寒，清心火，利小便，除烦止渴。

（5）黑栀苦寒解三焦郁火，宜炒黑用善，能散热清火。

2.泻肝：如龙胆泻肝汤，泻青丸，当归龙荟丸之类。

（1）龙胆泻肝汤：龙胆草（三分）、木通（五分）、泽泻（一钱）、柴胡（一钱）、车前（五分）。生地（三分）、甘草（三分）、当归（三分）、栀子（一钱）、黄芩（一钱）

上汤药案：魏女患脚肿、呕吐、寒热、便秘，王孟英与龙胆泻肝汤而立效。

继有孙氏妇患此，亦以是药获痊。此亦肝郁热之症。

孟英善于调肝，故应手辄效。

（2）泻青丸：当归、龙胆草、川芎、防风、大黄、羌活、山栀仁等分一方，加甘草芍药。

上为末炼蜜丸，鸡头大，每服一丸，砂糖汤下。

（3）当归龙荟丸：当归、龙胆草酒洗（一钱）、栀子（一两）、黄连（一两）、黄柏（一两）、黄芩（一两）、大黄（五分）、青黛水飞（五分）、芦荟（五分）、木香（二钱半）、麝香（五分），炒神曲糊丸，姜开水下，每服20丸。

前证医案：诸芹香女校书患泛愆寒热，医以为损，辄投温补剂驯至腹胀不饥，带淋，便秘，溲涩而痛。

王孟英诊脉弦动而数，乃热伏厥阴误治而肺亦壅塞也。与清肃开上之剂，充当归龙荟丸两服，寒热不作而知饥，旬日诸恙悉安。

单小园巡检患左胁痛，医与温运热药，病益甚，至于音喑不能出声，仰卧不能反侧，坐起则气逆如奔，便溺不行，汤饮不进者已三日矣。

孟英诊其脉沉而弦，与旋覆、赭石、薤白、蒌仁、连、夏、茹、贝、枳实、紫菀加雪羹，服之一剂知数剂愈。

上虞陈茂才患头痛三日一发，发之则恶寒，多药不效，饮食渐减，或拟大剂姜附，或议须投金石，葛仲信嘱其质，于孟英察脉甚弦，重按则滑曰热暑伏厥阴也。温补皆为戈戟。

与左金加楝芍、栀、桑、羚、丹、菊、橘为剂煎，吞当归龙荟丸，三日而减，旬日即痊。

3. 清金制木：肝火上炎清之不已，当制肝乃清金以制木火之亢逆也。如沙参、麦冬、石斛、枇杷叶、天冬、玉竹、石决明、枇杷核直走厥阴，肝实可疏，故治肝有余，诸证能去征垢，故能化痰。

4. 泻子：如肝火实者兼泻，如甘草、黄连乃实则泻其子也。

5. 补母：如水亏而肝火盛，清之不已，当益肾水，乃虚则补母之法。如六味丸、大补阴丸之类亦乙癸同源之义也。

6. 化肝：景岳治郁怒伤肝气逆动火烦热，胁痛胀满动血等症，用青皮、陈皮、丹皮、山栀、芍药、泽泻、贝母，方名化肝煎，是清化肝经之郁火也。

化肝煎医案：

（1）胃脘当心而痛，脉形弦数，舌绛苔黄，口干苦，小便赤，一派大热之象。从少腹上冲于心，岂非上升之气，自肝而出，中挟相火乎。

化肝煎：此煎即白芍、青皮、栀子、泽泻、丹皮、陈皮、贝母。

（2）脘痛下及于脐旁及于胁，口干心悸，便黑溺黄，脉弦而数，此郁气化火也。

化肝煎合雪羹：原注此景岳化肝煎也，必肝有实火者可用。口干、脉数、溺黄是其的证也。

（3）肝脉布于两胁，抵于少腹，同时作痛，肝病无疑。肝旺必乘脾土，土中之痰浊湿热从而和之为患，势所必然。

逍遥散：芍、归、术、草、柴、苓、丹、栀、荷，合化肝煎。

按此治肝气胁痛诚然合剂案所云湿热痰浊，虽能兼顾，嫌未著力。

（4）气结于左，自下而盘之于上，胀而且痛，发则无形，解则无迹，甚则脉形弦数，口舌干燥，更属气有余，便是火之见证，急需化肝。

隐癖居于胁下，肝经病也。

化肝煎：按此亦初起之病，想由肝郁而起，故专从泄肝立法，但恐药轻不能奏效耳。此证肝火为重。

7. 温肝：肝有寒，呕酸上气，宜温肝。如肉桂、吴茱萸、蜀椒。如兼中虚胃寒，加人参、干姜，即大建中汤法也。

吴茱萸辛温主温中下气，逐血痹。

8.补肝：如炙首乌、菟丝子、枸杞子、枣仁、吴茱萸肉、脂麻、沙苑蒺藜。

沙苑蒺藜苦辛温，主补肾强阴，虚劳腰痛，盖以多脂而质重沉，故补下元。

9.镇肝：如石决明、牡蛎、龙齿、龙骨、金箔、青铅、代赭石、磁石之类。

10.敛旺：如乌梅、白芍、木瓜。此三药无论肝气、肝风、肝火，相其机宜，皆可用之。

11.平肝：如金铃、蒺藜、钩藤、橘叶。

12.散肝：木郁则达之，逍遥散是也。肝欲散，急食辛以散之，即散肝是也。

13.搜肝：外此有搜风之法。凡此必先有内风而后有外风，亦有外风引动内风者，故肝风门中，每多夹杂，则搜风之药亦当引用也。

如天麻、羌活、独活、薄荷、蔓荆子、防风、荆芥、僵蚕、蝉蜕、白附子。

14.补肝经：地黄、白芍、乌梅。

（1）补肝阳：肉桂、川椒、苁蓉。

（2）补肝血：当归、川断、牛膝、川芎。

（3）补肝气：天麻、白术、菊花、生姜、细辛、杜仲、羊肝。

（四）肝病证候

1. 肝病之外证：

（1）善洁：肝与胆合，胆为清洁之府，故善洁。

（2）面青善怒：肝在色为苍，在志为怒。

2. 肝病之内证：

（1）脐左有动气，按之牢若痛。肝生于脐左，肝左之位也。动气，真气不能藏而发现于外也。牢者气结而坚痛者，气郁而滞也。

（2）病曰肢满：满闭塞外证也，盖肢节皆属于肝，左氏传云风淫末病。

（3）闭淋溲便难：虽厥阴循阴股结于阴器，故病见于溲便也。

（4）肝实：多懊多怒，小腹两胁疼痛，诸风掉眩，疝病耳聋。

（5）肝虚：目惶惶无所见，善恐，阴缩拘挛，肝虚胆怯，故不时而有如人将捕之惊也。

（6）肝中寒者，两臂不举，舌本燥，善太息，胸中痛不得转侧，食而吐而汗出也。

肝气有余之现象：

（1）目赤。

（2）两胁下痛引小腹。

（3）善怒。

（4）气逆则头眩。

（5）耳聋不聪。

（6）颊肿。

以上皆肝气之客也。则宜泻之。

肝血不足之现象：

（1）两目不明。

（2）两胁拘急，不得太急。

（3）爪甲枯。

（4）面青。

（5）善悲恐，如人将捕之。

以上皆肝气之虚也。则宜补之。

三、脾部：脾土藏，主饮食，主藏意，主周身肌肉，主思，主噫，开窍于口。

（一）脾病之内外证：

1. 脾病之外证：

（1）面黄：脾在色为黄。

（2）善噫：噫即嗳气，寒气容于胃，厥逆从下上散，复出于胃，故为噫，脾与胃和，故病同也。

（3）善思：在志为思。

（4）善味：脾在窍为口故主味。

2. 脾病之内证：

（1）当脐有动气，按之牢苦痛，当脐脾位尔中也。

（2）病腹胀满：腹为阴，阴中之至阴，脾也。故病在腹。

（3）食不消：脾主磨食。

（4）体重：脾主肌肉。

（5）节痛：阳明主束骨而利机关，脾与胃和故亦主节。

（6）怠惰嗜卧：劳倦亦属脾也。

（7）四肢不收：脾主四肢。

（8）脾实：痞满腹胀，气闭身重。

（9）脾虚：四肢不为我用，饮食不为肤肌。

总论：有是者，脾也，无是者，非也。

脾气有余之症状：

（1）腹胀。

（2）溲不利。

（3）身重。

（4）苦饥。

（5）足萎不收。

（6）行萎痹。

（7）脚下痛。

以上为脾气之实，则宜泻之。

脾气不足之症状：

（1）四餐不用。

（2）后泄。

（3）食不化。

（4）呕逆。

（5）腹胀肠鸣。

以上为脾气之虚，则宜补之。

四、肺部：肺金藏，主行气，主藏魄，主周身皮毛，主悲，主咳，开窍于鼻。

（一）肺病证候：

1.肺病之外证：

（1）面白。肺在色为白。

（2）善嚏：阳气和利。满于心，出于鼻，故嚏。肺气通于鼻，故善嚏也。

（3）悲愁不乐，欲哭，肺在志为忧，在声为哭。

2.肺病之内证：

（1）脐右有动气，按之牢若痛。肺藏于右，脐右，肺之位也。

（2）其病喘咳，肺主气，气逆则喘咳。

（3）洒淅塞热，肺主皮毛。

（4）肺实，喘咳多痰，胸满气逆。

（5）肺虚则气少息微，皮毛枯涩少泽。

总论：有是者肺也，无是者非也。

肺气有余之症状：

(1) 喘咳上气。

(2) 肩背痛。

(3) 汗出。

(4) 尻阴股膝踹胫足皆痛。

以上为肺气之实，则宜泻之。

肺气不足之症状：

(1) 少气不足以息。

(2) 耳聋溢干。

以上为肺气之虚，则宜补之。

五、肾部：肾水藏，主生气，主藏志，主周身精髓，主恐，主欠，开窍于耳。

（一）肾病证候

1. 肾病之外证：

(1) 面黑：肾在色为黑。

(2) 善恐：在志为恐。

(3) 欠：阴气积于下，阳气未尽，阳引而上，阴引而下，阴阳相引，故数欠。又云肾主为欠。

2. 肾病之内证：

(1) 脐下有动气，按之牢若痛，肾居最下，脐下，肾之位也。

（2）其病逆气，下气不藏则逆上。

（3）小腹急痛，肾治于下，故病在小腹。

（4）泄如下重，滑氏云如读为而肾主二阴，阴下重，气下坠不收也。

（5）足胫寒而逆：足少阴，肾之脉，循内踝之后，则入踝中以上踹内，故病如此。

（6）肾实：气壅窍闭，二便痛涩。

（7）肾虚：虚则二便不禁，夜多梦泄遗精。

总论：有是者肾也，无是者非也。

肾气有余之症状：

（1）腹胀飧泄。

（2）体肿。

（3）喘咳汗出。

（4）憎风。

（5）面目黑。

（6）小便黄。

以上为肾气之实，则宜泻之。

肾气不足之现状：

（1）厥。

（2）腰背冷。

（3）胸内痛。

（4）耳鸣苦聋。

以上为肾气之虚，则宜补之。

六、五脏之外部：

（一）包络：即心外衣为阴血布化之源。

（二）命门：即肾中系为真阳生气之根。

第二节　六　腑

一、小肠：小肠者心之腑，属火，主化食为液，上奉心血。

二、胆：胆者藏之腑，属木，主升清降浊、疏到中土。

三、胃：胃者脾之腑，属土，主纳受水谷化气化血。

四、大肠：大肠者肺之腑，属金，主传送糟粕，消利滞气。

五、膀胱：膀胱者肾之腑，属水，主气卫皮毛，通达小便。

六、三焦：三焦者胞络命门兼属水火，主行水化气，通阴达阳。

第三节 经 气

手足太阳小肠膀胱经司火化寒水之气，手从足化统称寒水经行身之后。

足手阳明胃大肠经司燥土燥金之气，足从手化统称燥金经行身之前。

足手少阳胆三焦经司木火相火之气，足从手化统称相火经行身之侧。

足手太阴脾肺经可湿土清金之气，手从之化统称湿土分布于大腹。

足手少阴肾心经司水阴君火之气，足从手化统称君火，分布于小腹。

足手厥阴肝包络经司风木相火之气，手从足化，统称风木，分布于肋胁。

按十二经之部位，手之三阴，从脏走手，手之三阳，从手走头，足之三阳，从头走足，足之三阴，从足走腹。

又有督脉起于会阴循背而行身之后，所以督率诸阳，任脉起于会阴，循腹而行身之前，所以担任诸阴冲脉亦起于会阴夹脐而上散胸中，当诸气之冲要一源而三岐统谓之奇。

第四章　实验辨证大法

第一节　各官之所主

一、心者君主之官神明出焉。

二、肺者相传之官治节出也。

三、胆者中正之官决断出也。

四、膻中者使臣之官喜乐出也。

五、肝者将军之官谋虑出也。

六、脾胃者仓廪之官五味出也。

七、大肠者传道之官变化出也。

八、小肠者受盛之官化物出也。

九、肾者作强之官伎巧出也。

十、膀胱者州都之官津液出也。气化则能出矣。

十一、命门者精神之所舍也。男子以藏精，女子以系胞。

第二节 三阳三阴

一、三阳者，太阳阳明少阳也。

二、三阴者，太阴少阴厥阴也。

三、阳明者，两阳合明也，两阳合明曰明。

四、厥阴者，两阴交尽也。两阴交尽曰幽。

第三节 手三阴

一、手太阴肺经也：本脏经络起中府穴，终少商穴传手阳明大肠经。

二、手少阴心经也：起极泉穴终少冲穴，传手太阳小肠经。

三、手厥阴心胞络也：起天池穴终中冲穴，传手太阳三焦。

第四节 足三阴

一、足少阴肾经也：起涌泉穴终俞府穴，传手厥阴心包络经。

二、足太阴脾经也：起隐白穴终天包穴，传手少阴心经。

三、足厥阴肝经也：起太敦穴终期门穴，复传手太阴肺经。

第五节　手三阳

一、手太阳小肠经也：起少泽穴终听宫穴，注足太阳膀胱经。

二、手少阳三焦经也：起开冲穴终耳门穴，出足少阳胆经。

三、手阳明大肠经也：起商阳穴终迎香穴，传足阳明胃经。

第六节　足三阳

一、足太阳膀胱经也：起晴明穴终至阴穴，注足少阴肾经。

二、足少阳胆经也：起瞳子胶穴终窍阴穴，传足厥阴肝经。

三、足阳明胃经也：起头维穴终属兑穴，传足太阴脾经。

第七节　五窍之所开

一、肺开窍于鼻也。

二、心开窍于舌也。

三、脾开窍于口也。

四、肝开窍于目也。

五、肾开窍于耳也。

第八节　禀气

一、发者属心，禀大气也。

二、鬓者属肾，禀水气也。

三、眉者属肝，禀木气也。

四、毛者属肺，禀金气也。

第九节　五官之所属

一、目者属肝目，和则知黑白也。

二、鼻者属肺鼻，和则知香臭也。

三、口者属脾口，和则知谷味也。

四、舌者属心舌，和则知五味也。

五、耳者属肾耳，和则知五音也。

第十节 五味

五味者，辛甘苦酸咸也。

一、多食辛则筋急而爪枯也。

二、多食甘则骨痛而发落也。

三、多食苦则皮槁而发拔也。

四、多食酸则肉胝膃而唇揭也。

五、多食咸则脉凝注而变色也。

第十一节 五虚五实

一、五虚者，脉细皮寒气少泄利前后饮食不入是也。糜粥入胃泄泻止则生。

二、五实者，脉盛皮热腹胀前后不通闷瞀是也。泻之大小通利而得汗者生。

第十二节 五胜五恶

一、五胜：急胜则动，热胜则肿，燥胜则干，寒胜则浮，湿胜则濡泄也。

二、五恶：心恶热，肺恶寒，肝恶风，脾恶湿，肾恶燥也。

第十三节 五劳

一、久视伤血劳于心也。

二、久卧伤气劳于肺也。

三、久坐伤肉劳于脾也。

四、久立伤骨劳于肾也。

五、久行伤筋劳于肝也。

第十四节 五极

一、尽力谋虑劳伤乎肝应筋极也。

二、曲运神机劳伤乎脾应肉极也。

三、意外过思劳伤乎心应脉极也。

四、预事而忧劳伤乎肺应气极也。

五、矜持志节劳伤乎肾应骨极也。

此五劳应乎五极者也。

五极之例外：精极，五脏六腑之气衰形体皆极，眼视不明，齿焦发落，体重耳聋，行履不正，邪气逆于六腑，厥于五脏，故成精极。

第十五节　五损

一、一损损于皮毛，皮聚而毛落也。

二、二损损于血脉，血脉虚少不能荣于脏腑也。

三、三损损于肌肉，肌肉消瘦，饮食不能为肌肤也。

四、四损损于筋，筋缓不能自收持也。

五、五损损于骨，骨痿不能起于床也。

从上下者骨痿不能起于床者死，从下上者皮聚而毛落者死。

第十六节　五损五益

一、肺主皮毛，损其肺者益其气也。

二、心主血脉，损其心者调其荣卫也。

三、脾主肌肉，损其脾者调其饮食适其寒温也。

四、肝主筋，损其筋者缓其中也。

五、肾主骨，损其骨者益其精也。

第十七节　五伤

一、忧愁思虑，则伤心也。

二、形寒饮冷，则伤肺也。

三、恚怒气逆，则伤肝也。

四、饮食劳倦，同伤脾也。

五、坐湿入水，则伤肾也。

第十八节　五郁

所谓五郁者，泄折建发夺也。

一、木郁达之谓吐之令其条达也，但气上冲胸者起则眩晕吐之过也。

二、火郁发之谓汗之令其疏散也：但肉瞤筋惕足蜷恶寒者汗之过也。

三、土郁夺之谓下之令无壅滞也：但心下逆满者下之过也。

四、金郁泄之谓渗泄解表利小便也。

五、水郁折之谓抑之制其冲逆也。

第十九节　诸泄

五泄者，脾泄、胃泄、大肠泄、小肠泄、大瘕泄也，又有飧泄、肾泄、洞泄、濡鹜溏泄之类。

一、脾泄：腹胀呕逆也。

二、胃泄：饮食不化也。

三、大肠泄：食已窘迫也。

四、小肠泄：泄便脓血也。

五、大瘕泄：里急后重也。

六、鹜溏泄：大肠有寒也。

七、肠垢：大肠有热也。

八、飧泄：食不化脾病也。

第二十节　五积

五积者五脏之所生也。

一、肝积：在左胁肥气也。

二、肺积：在右胁息奔也。

三、心积：在脐上伏梁也。

四、肾积：在脐下奔豚也。

五、脾积：居中痞气也。

第二十一节 五痹

五痹者，皮痹、脉痹、肌痹、骨痹、筋痹也，又有痛痹、著痹、行痹、周痹。

一、痛痹：筋骨掣痛也。

二、著痹：著而不行也。

三、行痹：走痛不定也。

四、周痹：周身疼痛也。

痹病医案：林羲桐治其族妇右臂痛，于不能举，此为肢痹，用舒筋汤。片姜黄、当归、羌活、炙甘草、姜渣、海桐皮、寒桂枝，四五服为瘳。凡筋得寒则急，得热则纵，寒短为拘，弛长为痿。风寒湿三气杂至，合而成痹。风胜为行痹，寒胜为痛痹，湿胜为着痹，宜宣风逐寒燥湿兼通络。如臂痛服舒筋汤，必腋下漐漐汗出，则邪不滞于筋节，而拘急舒矣。如气虚加参、芪，血虚加芍、地，肩背加羌活、枸杞、鹿、胶，腰背加杜仲、独活、沙苑子，臂指加姜黄、桂枝，骨节加油松节虎膝，下部加牛膝、薏苡仁、五加皮、虎胫骨。经络加桑寄生、威灵仙、钩藤。久而不痊必有湿痰败血壅滞经络，加桂心、胆南星、川乌、地龙、红花、桃仁以搜逐之。

第二十二节　五疸

五疸者，黄汗、黄疸、洒疸、谷疸、女劳疸也。

第二十三节　五饮

五饮者支饮、留饮、痰饮、溢饮、气饮也。

一留饮心下，二澼饮胁下，三痰饮胃中，四溢饮膈上，五流饮肠间。

此五饮酒后伤寒饮冷过多，故有此疾。

录海藏五饮汤：旋覆花、人参、陈皮、枳实、白术、茯苓、厚朴、半夏、泽泻、猪苓、前胡、桂心、芍药、甘草。

上等分为每两分四服水二盏生姜十片同煎至七分，取清温饮无时忌食肉生冷滋味等物，因酒有饮加葛根花、缩砂仁。

第二十四节　五噎

五噎者，忧思劳食气也。

第二十五节 五膈

五膈者，忧恚寒热气也。

第二十六节 五轮

五轮者，风血肉气水也。

第二十七节 五瘿

五瘿者，肉瘿、筋瘿、血瘿、气瘿、石瘿也。

第二十八节 五脏六腑

一、五脏者，心、肝、脾、肺、肾也。

二、六腑者，胆、胃、大肠、小肠、膀胱、三焦也。

第二十九节 六脱

六脱者，脱气、脱血、脱津、脱液、脱精、脱神也。

第三十节 七极

所谓七极者，即亢则害，承乃制也，有如下列：

一、寒极，则生热也。

二、热极，则生寒也。

三、木极，而似金也。

四、火极，而似水也。

五、土极，而似木也。

六、金极，而似火也。

七、水极，而似土也。

第三十一节 五痔

五痔者，牝牡血脉肠痔也。

第三十二节 五淋

五淋者，气砂血膏劳也。

第三十三节　三消

三消者，多属血虚也。

一、上消：肺也。

二、中消：胃也。

三、下消：肾也。

第三十四节　七疝

七疝者，寒水筋血气狐癫也。

第三十五节　六瘤

六瘤者，骨瘤、脂瘤、肉瘤、脓瘤、血瘤、石瘤也。

第三十六节　六聚

六聚者，六腑所成也。

第三十七节　八廓

八廓者，天地水火风云山泽也。

第三十八节　九气

九气者，喜怒忧思悲恐惊劳寒暑。

第三十九节　九种心痛

九种心痛者，饮食风冷热悸虫疰去来痛也。

第四十节　得血之所能

一、目得血而能视也。

二、耳得血而能听也。

三、手得血而能摄也。

四、掌得血而能握也。

五、足得血而能步也。

六、脏得血而能液也。

七、腑得血而能气也。

第四十一节 寒热表里及恶风

一、表热：表热者，翕然而热也。

二、里热：里热者，蒸蒸而热也。

三、表邪：项背强者，太阳表邪也。

四、发热恶寒，此发于阳也。

五、无热恶寒，此发于阴也。

六、寒热往来，此阴阳相胜也。

七、烦热，此热邪传里也。

八、恶风，谓见风则怯也。

第四十二节 肉病

一、四肢不收者，脾病也。

二、肉痿者，肌肉不仁也。

三、肉蠕动者，脾热也。

第四十三节 三因

一、外因：六淫之邪也。

二、内因：七情之气也。

三、不内外因：饮食劳倦跌扑也。

按明内外不内外因表里之虚实也。

第四十四节　移寒各病

一、肾移寒于肝．则痈肿少气也。

二、脾移寒于肝，则痈肿筋挛也。

三、肝移寒于心则狂膈中也。

四、心移寒于肺则肺消，肺消者饮一溲二也，死不治。

五、肺移寒于肾为涌水，涌水者按腹不坚，水气客于大肠，疾行则鸣，濯濯如囊里浆水病也。

第四十五节　移热各病

一、脾移热于肝，则为惊衄也。

二、肝移热于心，则死也。

三、心移热于肺，传为隔消也。

四、肺移热于肾，传为柔痓也。

五、肾移热于脾，传为虚肠澼死不可治也。

六、胞移热于膀胱，则癃溺血也。

七、膀胱移热于小肠膈肠不便，上为口糜也。

八、小肠移热于大肠，为虙瘕为沉也。

九、大肠移热于胃，善食而瘦，谓之食㑊。

十、胃移热于胆，亦曰食㑊。

十一、胆移热于脑，则辛頞鼻渊。鼻渊者浊涕下不止也。

第四十六节　气味之升降

一、升：酒者气厚上升阳也。

二、降：肉者味厚下降阴也。

第四十七节　气味之厚薄

一、味之薄者：为阴中之阳，味薄则通，酸苦平咸是也。

二、味之厚者：为阴中之阴，味厚则泄，酸苦咸寒是也。

三、气之薄者：为阳中之阴，气薄则发泄，辛甘淡平寒凉是也。

四、气之厚者：为阳中之阳，气厚则发热，辛甘温热是也。

五、轻清成像：味薄茶之类，本乎天者，亲上也。各从其类。

六、重浊成形：味厚大黄之类，本乎地者，亲下也。各从其类。

七、气味辛甘发散：为阳也。

八、气味酸苦涌泄：为阴也。

九、清阳发腠理清之清者也。清肺以助灭真。

十、清阳实四肢清之浊者也。荣华腠理。

十一、浊阴归六腑，浊之浊者也。坚强筋骨。

十二、浊阴走五脏，浊之清者也，荣养于神。

第四十八节　七方

七方者，大小缓急，奇偶复也。

一、大者：君一臣三佐九制之大也。远而奇偶制大其服也，大则数少，少则二之肾肝位远，服汤散不厌频而多。

二、小者：君一臣二制之小也。近而奇偶制小其服也。小则数多，多则九之心肺位近不厌频而少。

三、缓者：补上治上制以缓缓则气味薄也。治主以缓，缓则治其本。

四、急者：补下治下制以急，急则气味厚也。治容以急，急则治其标。

五、奇者：君一臣二奇之制也，君二臣三奇之制也。阳数奇。

六、偶者：君二臣四偶之制也，君二臣六偶之制也。阴数偶。

七、复者：复者奇之不去，则偶之是为重六也。

第四十九节　十剂

十剂者宣通补泻轻重滑涩燥湿寒热也。

一、宣：宣可以去壅，姜橘之属是也。

二、通：通可以去滞，木通、防己之属是也。

三、补：补可以去弱，人参、羊肉之属是也。

四、泻：泻可以去闭，葶苈、大黄之属是也。

五、轻：轻可以去实，麻黄、葛根之属是也。

六、重：重可以去怯，磁石、铁浆之属是也。

七、滑：滑可以去著，冬葵子、榆白皮之属是也。

八、涩：涩可以去脱，牡蛎、龙骨之属是也。

九、燥：燥可以去湿，桑白皮、赤小豆之属是也。

十、湿：湿可以去枯，白石英、紫石英之属是也。

十一、寒：寒可以去热，大黄、朴硝之属是也。

十二、热：热可以去寒，附子、肉桂之属是也。

第五十节　屈伸缓急搐搦之病

一、屈伸：

（一）手屈而不伸者，病在筋也。

（二）手伸而不屈者，病在骨也。

二、缓急：

（一）瘈者，筋脉急而缩也。

（二）疭者，筋脉缓而伸也。

三、搐搦：搐搦者，手足牵引，一伸一缩也。

（一）舌吐不收者，阳强也。

（二）舌缩不能言者，阴强也。

第五十一节　四季所伤

一、春伤于风，夏必飧泄也。

二、夏伤于暑，秋必痎疟也。

三、秋伤于湿，冬必咳嗽也。

四、冬伤于寒，春必温病也。

第五十二节 昼夜观病轻重要诀

一、百病昼则增剧，夜则安静。是阳病有余，乃气病而血不病也。

二、夜则增剧，昼则安静。是阴病有余，乃血病，而气不病也。

三、昼则发热，夜则安静，是阳气自旺于阳分也。

四、昼则安静，夜则发热烦躁，是阳气下陷入阴中也。名曰热入血室也。

五、昼则发热烦躁，夜亦发热烦躁，是重阳无阴也。当亟泻其阳峻补其阴。

六、夜则恶寒，昼则安静，是阴血自旺于阴分也。

七、夜则安静，昼则恶寒，是阴气上溢于阳中也。

八、夜则恶寒，昼亦恶寒，是重阴无阳当亟泻其阴峻补其阳也。

九、昼则恶寒，夜则烦躁，饮食不入，名曰阴阳交错者死也。

第五十三节　火与水病

一、火多水少：为阳实阳虚，其病为热也。

二、水多火少：为阴实阳虚，其病为寒也。

第五十四节　肺肾之观察

一、白者：肺气虚也。

二、黑者：肾气足也。

第五十五节　下夺因越与下收法

一、下夺：在里者下而夺之也。

二、因越：在高者因而越之也。谓可吐也。

三、下收：慓悍者下而收之也。

第五十六节　健步与任重

一、人能健步，以髓会绝骨也。

二、肩能任重，以骨会大利也。

第五十七节　厥证

一、煎厥者，气热烦劳也。

二、薄厥者，气逆太甚也。

第五十八节　寐寤

一、少壮寐而不寤者，此血有余气不足也。

二、老人寤而不寐者，此气有余血不足也。

第五十九节　不寐

一、胃不和：用秫米半夏汤：秫米一升半、半夏长流水以木杓扬数遍，以苇薪炊之。饮水二杯，覆被取汗。

内经不沟心唯讲和胃而通阴阳故用半夏。猪胆汁、半夏、茯苓、陈皮、秫米，炒甘草。

法用半夏、秫米者，以药不能直入蹻络故假道以达也。半夏辛温入胃经气分，秫米乃北方之膏梁也。胃酸入肝经血分。

千里流水扬之万遍者，取其清轻不助阴邪也。炊以苇薪武火徐煎合升降之意升以半夏入阳分，通胃泄阳降以秫米入阴分通营补阴，阴通则卧立，立汗自出，故曰汗出则已矣。

全案见王九峰七十六

二、心神妄动而神不安。

三、神魂不宁而不寐：心藏神，肝藏魂，一藏之大妄动，心神不宁而不寐，非营气不足也。

四、凝滞壅滞不寐：凝滞血药，胃中壅滞，反致不寐，内经所谓决渎壅塞，经络壅塞，阴阳和也。

五、属痰火：不寐之证，多属痰火。

六、解郁清痰解火：为治不寐要法。

【附录】 徐东皋语如下：

一、痰火扰乱，心神不宁，思虑过伤，火炽痰郁，而致不眠者多矣。

二、肾水不足，真阴不升，心阳独亢，亦不得眠。

三、火郁不得疏散，每至五更，随气上升而发躁，便不成寐，此宜用解郁清痰降火之法也。叶天士云解郁清痰降火。治不寐为要法。

第六十节　贫富之观察

一、前贫后富，喜伤心也。

二、前富后贫，多郁火也。

第六十一节　久病与新病

一、老衰久病者，补虚为先也。

二、少壮新病者，攻邪为主也。

第六十二节　戒饮食调脾胃

一、节戒饮食者，却病之良方也。

二、调理脾胃者，医中之王道也。

第六十三节　开鬼门与洁净腑

一、开鬼门：谓发其汗也。张隐庵治一水肿者，时夏月，用苏叶、防风、杏仁三味各等分令煎汤温服，覆取微汗，而水即利。见《清名医类案》。

二、洁净腑：谓利小便也。

第六十四节 五脏与六腑不和

一、五脏不和则九窍不通也。

二、六腑不和则流结为痈也。

第六十五节 气病与血病

一、气留而不行者，为气先病也。

二、血壅而不濡者，为血后病也。

第六十六节 重阳与重阴

一、重阳：重阳者，狂气并于阳也。

二、重阴：重阴者，癫血并于阴也。

第六十七节 脱阳与脱阴

一、脱阳：脱阳者，见鬼气不守也。

二、脱阴：脱阴者，目盲血不荣也。

第六十八节 应法之家

一、外感：法张仲景。

二、内伤：法李东垣。

三、热病：用刘河间。

四、杂病：用朱丹溪。

第六十九节 风病各候

风者，百病之长也，有如下列：

一、风痱：风痱者，谓四肢不收也。

二、偏枯：偏枯者，谓半身不遂也。

三、风懿：风懿者，谓奄忽不知人也。

四、风痹：风痹者，谓诸痹类风状也。

五、瘫：瘫者坦也，筋脉弛纵坦然而不举也。

六、痪：痪者涣也，血气散满涣而不用也。

第七十节 六经见证

一、太阳：太阳则头痛身热背强也。寒者天地杀厉之气也。

二、阳明：阳明则目痛鼻干不眠也。

（一）伤寒者，身热无汗，恶寒也。

（二）伤风者，身热有汗，恶风也。

三、少阳：少阳则耳聋，胁痛，寒热呕而口苦也。

四、太阴：太阴则腹满自利尺寸沉而津不到咽也。

五、少阴：少阴则舌干而口燥也。

六、厥阴：厥阴则烦满而囊拳也。

第七十一节　外治六法

一、脏寒虚脱者：治以灸柄法也。

二、脉病挛痹者：治以针刺也。

三、血实蓄结肿热者：治以砭石也。

四、气滞痿厥寒热者：治以导引也。

五、经络不通病生于不仁者：治以醪醴也。

六、血气凝注病生筋脉者：治以熨药也。

第七十二节　四诊

一、望而知之者谓之神，望其五色以知其病也。

二、闻而知之者谓之圣，闻其五音以识其病也。

三、问而知之者谓之功，问其所欲五味以审其病也。

四、切而知之者谓之巧，切其脉以察其病也。

第七十三节　　惫坏脱各证之观察

一、头者精神之腑，头倾视深，精神将脱也。

二、背者胸中之腑，背屈肩垂，腑将坏也。

三、腰者肾之腑，转摇不动，肾将惫也。

四、骨者髓之腑，不能久立，则振掉，骨将惫也。

五、膝者筋之府，屈伸不能行，则偻俯筋将惫也。

第七十四节　　诸病所属

一、诸风掉眩者，皆属于肝也。

二、诸寒收引者，皆属于肾也。

三、诸湿肿满者，皆属于脾也。

四、诸痿喘呕者，皆属于胃也。

（一）湿痿：内肿而润，筋脉弛纵，痿而无力，其病在湿，当以利湿，祛风燥湿。

（二）干痿：内削肌枯，筋脉拘缩，痿而无力，其病在干，当养血润燥舒筋。

治痿诸法唯干湿二字足矣，看痿之干湿在肉之削与不削，肌肤之枯润一目了然。全案参《余听鸿医话》项。

五、诸痛痒疮者皆属于心也。

六、诸热瞀瘛皆属于火，手少阳三焦经也（瞀昏也，瘛跳动也）

七、诸禁鼓慄如丧神守，皆属于火，手少阴心经也。禁冷也。

八、诸逆冲上皆属于火，手厥阴心胞络经也。

九、诸痉强直皆属于湿，足太阳膀胱经也。

十、诸腹胀大皆属于热，足太阴脾经也。

十一、诸躁狂越皆属于火，足阳明胃经也。

十二、诸暴强直皆属于风，足厥阴肝经也。

十三、诸病有声鼓之如鼓，皆属于热，手太阴肺经也。

十四、诸病胕肿疼酸惊骇皆属于火，手阳明大肠经也。胕肿足背肿也。

十五、诸转反戾水液浑浊皆属于热，手太阳小肠经也。

十六、诸病水液澄澈清冷皆属于寒，足少阴肾经也。

十七、诸呕吐酸暴注下迫皆属于热，足少阳胆经也。

暴注卒然泻也，下泊里急后重也。

第七十五节　营卫经络

一、营：营者水谷之精气也。

二、卫：卫者水谷之悍气也。

三、经：直行者谓之经也。

四、络：旁行者谓之络也。

第七十六节　魂魄

一、魂：魂者神明之辅弼也。

二、魄：魄者积气之匡佐也。

第七十七节　咽喉

一、咽：咽者咽物通水谷，接三脘，以通胃也。

二、喉：喉者，候气有九节，通五脏以系肺也。

第七十八节　闻声以辨肺肾脾胃之气

一、呵欠者，胃也。

二、善嚏者，肺气也。

三、声音者，根出于肾也。

四、善噫者，脾气也。

第七十九节　血筋气之所余

一、血：发者，血之余也。

二、筋：爪者，筋之余也。

三、气：神者，气之余也。

第八十节　五行与生克

一、五行：五行者，金木水火土也。

二、相生：相生者，谓金生水，水生木，木生火，火生土，土生金，是也。

三、相克：相克者，谓金克木，木克土，土克水，水克火，火克金，是也。

相生者吉也，相克者凶也。

第八十一节　泻吐

一、泻：男子不可久泻也。

二、吐：女子不可久吐也。

第八十二节　汗下与寒热

一、汗：汗多亡阳。

二、下：下多亡阴。

三、寒：诸阴为寒。

四、热：诸阳为热。

头者，诸阳之会也。

第五章　切脉大要

第一节　脉之三部

脉者天真委和之气也，五部列之于下：

一、寸。

二、关。

三、尺。

第二节　三部九候

九候者，浮中沉也，三部九候何谓列之如下：

每部中各有浮中沉三候也。

一、三候：三而三之为九候也。

二、浮：浮者主皮肤，候表及腑也。

三、中：中者主肌肉，以候胃气也。

四、沉：沉者主筋骨，候里及脏也。

第三节 寸关尺之所主

一、寸：寸为阳为上部，法天，为心肺以应上焦，主心胸以上至头之有疾也。

二、关：关为阴阳之中，为中部法人，为肝脾以应中焦，主膈以下至脐之有疾也。

三、尺：尺为阴为下部，法地，为肾命以应下焦，主脐以下至足之有疾也。

第四节 六脉之所出

一、左手寸口：心与小肠之脉所出，君火也。

二、左手关部：肝与胆之脉所出，风木也。

三、左手尺部：肾与膀胱之脉所出，寒水也。

四、右手寸口：肺与大肠之脉所出，燥金也。

五、右手关部：脾与胃之脉所出，湿土也。

六、右手尺部命门：与三焦之脉所出，相火也。

第五节 四时之脉

四时之脉者，弦钩毛石也列下

一、春脉眩者肝东方木也。

二、夏脉钩者心南方火也。

三、秋脉毛者肺西方金也。

四、冬脉实者肾北方水也。

五、四季脉迟缓者中央土也。

六、四时平脉者，六脉俱带和缓也。谓有胃气，有胃气曰生，无胃气曰死。

第六节 息脉

一、一呼一吸者为一息也。

二、一息四至为平脉也。

三、太过不及者病脉也。

四、三迟二败冷而危也。

五、六数七极热生多也。

六、八脱九死十归墓也。

七、十一十二绝魂也。

第七节 死脉

一、关格覆溢者死脉也。

二、两息一至死脉也。

第八节 五脏遇克之脉

一、心见沉细。

二、肝见短涩。

三、肾见迟缓。

四、肺见洪大。

五、脾见弦长。

第九节 五脏遇本脏所生之脉

一、心见缓。

二、肝见洪。

三、肺见沉。

四、脾见涩。

五、肾见弦。

第十节 男女脉之顺常

一、男子顺脉：左手脉常大于右手为顺也。

二、女子顺脉：右手脉常大于左手为顺也。

三、男子常脉：尺脉常弱，寸脉常盛，是其常也。

四、女子常脉：尺脉常盛，寸脉常弱，是其常也。

按男得女脉为不足，女得男脉为不足。

第十一节　阴阳所属

一、阳：左手属阳，关前属阳。

二、阴：右手属阴，关后属阴。

第十二节　人迎与气口辨证

一、何谓人迎：

人迎者，左手关前一分是也，故人迎以候天之六气，风寒暑湿燥火之外感也，试列于下：

（一）浮盛则伤风也。

（二）紧盛则伤寒也。

（三）虚弱则伤暑也。

（四）沉细则伤湿也。

（五）虚数则伤热也。

二、何谓气口：

气口者，右手关前一分是也，故气口以候人之七情喜怒忧思悲恐惊之内伤也，试列如下：

（一）喜者，则脉数也。

（二）怒者，则脉激也。

（三）忧者，则脉涩也。

（四）思者，则脉结也。

（五）悲者，则脉紧也。

（六）恐者，则脉沉也。

（七）惊者，则脉动也。

第十三节　人迎气口互见紧盛暨大充

一、紧盛：

（一）人迎脉紧盛大于气口一倍，为外感风与寒皆属于表，为阳也，腑也。

（二）人迎气口俱紧盛，此为夹食伤寒为内伤外感也。

二、大充：

（一）气口脉大于人迎一倍，为伤食为劳倦，皆属于里，为阴也脏也。

（二）男子久病气口充于人迎者，有胃气也。

（三）女子久病人迎充于气口者，有胃气也。

（病虽重可治，反此者逆）

第十四节　六脉

六脉者浮沉迟数滑涩也，试述如下：

一、浮：浮者为阳在表，为风为虚也。

二、沉：沉者为阴在里，为湿为实也。

三、迟：迟者在脏，为寒为冷为阴也。

四、数：数者在腑，为热为燥为阳也。

五、滑：滑者血多气少也，滑为血有余。

六、涩：涩者气多血少也，涩为气浊滞。

第十五节　八要与八脉之对举

一、八要者，表里虚实寒热邪正是也。

二、八脉者，浮沉迟数滑涩大缓是也。

（一）表：表者脉浮以别之病不在里也。

（二）里：里者脉沉以别之病不在表也。

（三）虚：虚者脉涩以别之五虚也。

（四）实：实者脉滑以别之五实也。

（五）寒：寒者脉迟以别之脏腑积冷也。

（六）热：热者脉数以别之脏腑积热也。

（七）邪：邪者脉大以别之外邪相干也。

（八）正：正者脉缓以别之外无邪干也。

第十六节 诸脉之分八类

一、浮：洪弦长散浮之类也。

二、沉：伏实短牢沉之类也。

三、迟：细小微败迟之类也。

四、数：疾促紧急数之类也。

五、滑：动摇流利滑之类也。

六、涩：芤虚结滞涩之类也。

七、大：坚实钩革之类也。

八、缓：濡弱柔和缓之类也。

第十七节 脉分七表八里九通

一、七表：

七表者浮芤滑实弦紧洪是也。试列如下：

（一）浮：浮者不足举有余也。

（二）芤：芤者中空两畔居也。

（三）滑：滑者如珠中有力也。

（四）实：实者偪偪与长俱也。

（五）弦：弦者如按弓弦状也。

（六）紧：紧者牵绳转索是也。

（七）洪：洪者按之皆极大也。

各脉之主病如下：

（一）浮为中虚芤失血也。

（二）滑吐实下分明别也。

（三）弦为拘急紧为痛也。

（四）洪大从来偏主热也。

二、八里：

八里者微沉缓涩迟伏濡弱也。试列如下：

（一）微：微者如有又如无也。

（二）沉：沉者举无按有余也。

（三）迟缓：迟缓息间三度至也。

（四）濡：濡者散止细仍虚也。

（五）伏：伏者切骨沉相类也。

（六）弱：弱者沉微指下图也。

（七）涩：涩者如刀轻刮竹也。

（八）迟：迟寒缓结微为痞也。

各脉主病如下列：

（一）涩因血少沉气滞也。

（二）伏为积聚濡不足也。

（三）弱则筋痿少精气也。

三、九道：九道者长短虚促结代牢动细也。试列如下：

（一）长：长者流利通三部也。

（二）短：短者本部不及细也。

（三）促：促者来数急促歇也。

（四）虚：虚者迟大无力软也。

（五）结：结者时止而迟缓也。

（六）代：代者不还真可吁也。

（七）牢：牢者如弦沉更实也。

（八）动：动者鼓动无定居也。

（九）细：细者虽有但如线也。

各脉主病列之如下：

（一）长为阳毒三焦热也。

（二）短气壅郁未得倡也。

（三）促阳气拘时兼滞也。

（四）虚为血少热生惊也。

（五）代者气耗细气少也。

（六）牢气满急时主疼也。

（七）结主积气闷兼痛也。

（八）动是虚劳血痢崩也。

第十八节　脉诊六死

六死者雀啄屋漏弹石解索鱼翔虾游也。试列如下：

一、雀啄：雀啄连束三五啄也。

二、屋漏：屋漏半日一点落也。

三、弹石：弹石硬来寻即散也。

四、解索：解索搭指即散乱也。

五、鱼翔：鱼翔似有亦似无也。

六、虾游：虾游静中跳一跃也。

第十九节　奇经八脉

一、何谓奇经八脉：奇经八脉者阳维阴维阳跷阴跷冲脉任脉督脉带脉也。

二、奇经八脉之主病列之如下：

（一）阳维：阳维者为病苦寒热也。

（二）阴维：阴维者为病苦心痛也。

（三）阳跷：阳跷者为病阴缓而阳急也。

（四）阴跷：阴跷者为病阳缓而阴急也。

（五）冲脉：冲之为病气逆而里急也。冲脉为病用紫石英以为镇逆。

小腹两旁名曰少腹，乃冲脉之所循行。故冲脉为病，逆气里急。肾气从小腹上冲如贲豚状，宜灸中脘、关元、石门。

许珊林谓奇经之脉多利于肝肾，方用归、芍、川、断、山药、枸杞、鹿角胶、熟地、龟板、牡蛎、寄生、小茴香、木香、防风。（煎送喝）生乌梅三钱。

冲脉起于气街，挟脐而上。

少腹居中为冲脉，两旁属肝，考冲脉部位，起于气街夹脐上行至胸中而散。足见下则少腹，上则胸脘，皆冲脉所辖之区，今冲气逆行，冲阳逆上，胃为中枢，适受其侮，所以痛为嘈杂，为恶心诸恙俱作矣。

（六）督脉：督之为病脊强而厥冷也。督脉贯于背脉，其一道络于腰尻，挟脊贯肾入胭中，故督脉虚则脊不能挺，尻以代踵，脊以代头。督脉为病，用鹿泊以为温煦。

（七）任脉：任之为病，其内苦结，男为七疝，女为瘕聚也。任脉为病，用龟板以为静摄。

任脉起于中极之下，循腹里上关元。

（八）带脉：带之为病，腹满腰胀，溶溶若坐水中也。带脉横束腰间。带脉为病，用当归以为宣补。

第二十节　脉之宜与忌

一、中风：宜迟浮，忌急实。

二、伤寒：宜洪大，忌沉细。

三、咳嗽：宜浮濡，忌沉伏。

四、腹胀：宜浮大，忌虚小。

五、下痢：宜微小，忌浮洪。

六、狂疾：宜实大，忌沉细。

七、霍乱：宜浮洪，忌微迟。

八、消渴：宜数大，忌虚小。

九、水气：宜浮大，忌沉细。

十、鼻衄：宜浮细，忌浮大。

十一、心腹疼痛：宜沉细，忌浮大。

十二、上气浮肿：宜浮滑，忌微细。

十三、头痛：宜浮滑，忌短涩。

十四、喘急：宜浮滑，忌涩脉。

十五、唾血：宜沉弱，忌实大。

十六、金疮：宜微细，忌紧数。

十七、中恶：宜紧细，忌浮大。

十八、中毒：宜数大，忌微细。

十九、吐血：宜沉小，忌实大。

二十、肠澼：宜沉迟，忌数疾。

二十一、内伤：宜弦紧，忌小弱。

二十二、风痹：宜虚濡，忌紧急。

二十三、温病：发热，忌微小。

二十四、腹中有积：忌虚弱。

二十五、病热：忌脉静。

二十六、病泄：忌脉大。

二十七、翻胃：宜浮缓，忌沉涩。

二十八、咳逆：宜浮缓，忌弦急。

二十九、诸气：宜浮紧，忌虚弱。

三十、痞满：宜滑脉，忌涩脉。

三十一、妇人带下：宜迟滑，忌虚浮。

三十二、妇人妊娠：宜洪大，忌沉细。

三十三、妇已产：宜小实，忌虚浮。

三十四、病闭目不欲见人者：宜强急而长，忌浮短而涩。

三十五、病开目而渴心下牢者：宜紧实而数，忌涩涩而微。

三十六、病吐血复衄血者：宜沉细，忌浮大而牢。

三十七、病谵言妄语身当有热：宜洪大，忌手足厥逆，脉细而微。

三十八、病大腹而泄者：宜微细而涩，忌紧大而滑。

第二十一节　产妇之诊察

一、产妇面赤舌青：母活子死也。

二、面青舌赤沫出：母死子活也。

三、唇口俱青：子母俱死也。

第二十二节　内虚与妇女劳虚之脉

一、内虚：人病脉不病者名内虚也。

二、妇女劳虚：右寸数者危也。

第二十三节　死证

一、鱼口气急者死也。

二、循衣摸床者死也。

三、口臭不可近者死也。

四、面肿色苍黑者死也。

五、发直如麻者死也。

六、遗尿不知者死也。

七、舌捲卵缩者死也。

八、眼目直视者死也。

九、面无光者、牙根黑者死也。

十、汗出身体不凉者死也。

十一、头面痛卒视无所见者死也。

十二、黑色入耳目鼻渐入口者死也。

十三、温病大热脉细小者死也。

十四、温病汗出不至足者死也。

十五、瘦脱形发热脉紧急者死也。

第六章　诸病主药之表解

类别	病名	主药	药解
风类	中风卒倒不语	皂角 细辛	味辛,通利关窍,敷肿消痛,吐风痰妙 辛温,少阴头痛,利窍通关,风湿皆用
	诸风	防风 羌活	甘温、能除头晕,骨节痹痛,诸风口禁 微温、却风除湿,身痛头痛,舒筋活骨
	手足搐搦	防风 羌活	见本类,性达经脉与麻黄清轻直走皮毛不同。
	破伤风	南星	性热,能治风痰,破伤强直,风搐自安
		防风	见本类
	口眼	防风 羌活	见本类防羌用于直中者宜类中必旨
	喎斜	竹沥	味甘,阴虚痰火,汗热渴烦,咳如开锁
	左瘫	川芎 当归	味温,能止头痛,养新生血,开郁上行 甘温,生血补心,扶虚补损,逐瘀生新
	右痪	人参 白术	味甘,大补元气,止渴生津,调荣养卫 甘温,健脾强胃,止泻除湿,兼去痰痞
汗类	发汗	麻黄 桂枝	味辛,解表出汗,身热头痛,风寒发散 小梗,横行手臂,止汗舒筋,治手足痹
	久汗不出	紫苏 青皮	味辛,风寒能表,梗下诸风,消除胀痛 苦寒,能攻气滞,削坚平肝,安脾下食
	止汗	桂枝 芍药	见前 酸寒,能收能补,泻痢腹疼,虚寒勿与。
	虚汗	黄芪 白术	性温,收汗固表,托疮生肌,气虚莫少 见风类

续表

类别	病名	主药	药解
热类	表热	柴胡	味苦,能泻肝火,寒热往来,疟疾均可
	黑秋	黄连	味苦,泻心除疟,清热明眸,厚肠止痢
		黄芩	苦寒,枯泻肺火,子清大肠,湿热皆可
	大热	黄连黄柏	苦寒,降火滋阴,骨蒸湿热,下血堪任
	谵语	黄芩栀子	性寒,解郁降烦,吐衄胃痛,火降小便
不眠类	不眠	竹茹	止呕,能除寒痰,胃热咳减,不寐安歇
		枳实	味苦,消食除痞,破积化痰,冲墙倒壁
	鼻干 不得眠	葛根	味甘,伤寒发表,温疟往来,止渴解酒
		芍药	见汗类
	不寐	酸枣仁	味酸,敛肝驱烦,多眠用生,不眠用炒
泻火类	泻心火	黄连	见敛热类
	泻肺火	黄芩	见热类
	泻脾火	芍药	见不眠类
	泻胃火	石膏	大寒,能泻胃火,发渴头痛,解肌立妥
	泻肝火	柴胡	见热类
	泻肾火	知母	味苦,热渴能除,骨蒸有汗,痰咳皆舒
	泻膀胱火	黄柏	苦寒,降火滋阴,骨蒸湿热,下血堪任
	泻小肠火	木通	性寒,小肠热闭,利窍通经,最能导滞
	泻曲屈火	栀子	性寒,解郁降烦,吐衄胃痛,火降小便
	泻无根火	玄葰	苦寒,清无根火,消肿骨蒸,补肾即可

续表

类别	病名	主药	药解
诸积类	消食积	神曲 麦芽	味甘，开胃消食，破结逐瘀，调中下气 甘温，能消宿食，心腹膨胀，破血散滞
	消肉积	山楂 草果	味甘，消磨肉食，疗疝催疮，消膨健胃 味辛，消食除胀，截疟逐痰，解温辟瘴
	消酒积	黄连干 葛乌梅	见热类 酸湿，收敛肺气，止渴生津，能安泻痢
	消冷积	巴豆	性热，除胃寒积，破症消痰，大能通痢
	消热积	大黄	苦寒，破血消瘀，快膈通肠，破除积聚
	积聚	三棱 莪术	味苦，利血消癖，气滞作痛，虚者当忌 温苦，善破痃癖，止渴消瘀，通经最宜
	积在左	桃仁 红花	甘寒，能润大肠，通经破瘀，血瘕堪尝 辛温，最消瘀血，多则通经，少则养血
	积在右	香附 枳实	味甘，快气通郁，止痛调经，更消宿食 见不眠类
	积在中	半夏	味辛，健脾燥湿，痰厥头痛，嗽呕堪入
痰类	痰气壅盛	南星 木香	性热，能治风痰，破伤跌打，风搐皆安 微温，散滞和胃，诸风能调，行肝泻肺
	结痰	瓜蒌 贝母 枳实	二寒，宁嗽化痰，伤寒结胸，解渴止烦 味苦，热渴能除，骨蒸有汗，痰咳皆舒 见诸积类
	湿痰	半夏 茯苓	见诸积类 味淡，渗湿利窍，白化痰涎，赤通水道
	风痰	白附子 南星	辛温，治面百病，血痹风疮，中风诸证见前款
	痰在四肢经络	竹沥 姜汁	味甘，除虚痰火，汗热渴烦，效如开锁 性温，通畅神明，痰咳呕吐，开胃极灵
	痰在两胁	白芥子	辛，专化胁痰，疟蒸痞块，服之能安
	老痰	海石	体质轻浮，化痰火瘿瘤，清金利咳，咸寒润下，治浊淋积块，摩翳开光

续表

类别	病名	主药	药解
咳嗽类	肺寒咳嗽	麻黄	性辛,解表出汗,身热头疼,风寒发散
		杏仁	温苦,风寒喘嗽,大肠气闭,便难功要
	肺热咳嗽	黄连	见热类
		桑白皮	甘辛,止咳定喘,泻肺火邪,其功不小
	咳嗽日久	款冬花	甘温,理肺清痰,肺痈喘咳,补劳除烦
		五味子	酸温,生津止渴,久咳虚劳,金水枯竭
	痨热痰嗽声嘶	竹沥	见痰类
		童便	味凉,打扑瘀血,虚劳骨蒸,热咳尤捷
疟疾类	疟疾新者	常山	苦寒,截疟损痰,解伤寒热,水胀能宽
	疟疾久者	白豆蔻	辛温,能除障翳,益气调元,止呕翻胃
痢疾类	初痢	大黄	苦寒,破血消瘀,快膈通肠,破除积聚
	痢属热积气滞	黄连	见热类
		枳壳	微温,快气宽肠,胸中气结,胀满堪尝
	里急后重	木香	微温,散滞和胃,诸气能调,行肝泻肺
		槟榔	辛温,破气杀虫,祛痰逐水,专除后重
	久痢白	白术	甘温,健脾强胃,止泻除湿,兼祛痰痞
		茯苓	味淡,渗湿利窍,白化痰涎,赤通水道
	久痢赤	当归	甘温,生血补心,扶虚补损,逐瘀生新
		川芎	味温,能止头疼,养新生血,开郁上行
	赤白痢	茯苓	见久痢白
泄泻类	泄泻	白术	见赤白痢类
		茯苓	
	水泻	滑石	沉寒,滑能利窍,解渴除烦,湿热可疗
	久泻	诃子月豆蔻	味苦,涩肠止痢,痰咳喘急,降火敛肺(或加柴胡、升麻升提之)见疟疾类

类别	病名	主药	药解
补类	补阳	黄芪 附子	见汗类 辛热,性走不守,四肢厥冷,回阳功有
	补阴	当归 熟地	见痢疾类 微温,滋肾补血,益髓填精,乌髭黑发
血类	补血	当归 生地	见痢疾类 微寒,能清湿热,骨蒸烦劳,兼清瘀血
	补瘀血	归尾 桃仁	见补类 见诸积类
	暴吐血	大黄 桃仁	见诸积类 见诸积类
	久吐血	当归 川芎	见风类 见风类
	衄血	枯黄芩 芍药	见泻火类 见泻火类
	止血	京墨 韭汁	味辛,吐衄下血,产后崩中,止血甚捷 味辛温,去除胃热,汁清瘀血,予医梦泄
	溺血	栀子 木通	见热类 性寒,小肠热闭,利窍通经,最能导滞
	便血	槐花 地榆	味苦,痔漏肠风,大肠热痢,更杀蚘虫 沉寒,血热堪用,血痢带崩,金疮止痛
气类	提气	升麻 桔梗	味寒,清胃解毒,升提下陷,牙疼可逐 味苦,疗咽肿痛,载药上升,开胸利壅
	补气	黄芪 人参	见汗类 见风类
	气喘	苏子 桑白皮	味辛,祛痰降气,止咳定喘,更润心肺 见咳嗽类
	顺气	乌药 香附	辛温,心腹胀痛,小便滑数,顺气通用 见诸积类
	六郁	苍术 香附	甘温,健脾燥湿,发汗宽中,更去瘴疫 见诸积类

续表

类别	病名	主药	药解
麻木类	麻者为气虚	黄芪	见汗类
		人葠	见风类
	木者为湿痰死血	苍术	见气类
		半夏	见诸积类
		桃仁	见诸积类
癫狂痫悸类	癫属心	当归	见风类
	狂属肝	黄连	见热类
	痫症	南星	见风类
		半夏	见诸积类
	怔忡惊悸	茯神	补心,善镇惊悸,恍惚健忘,除怒恚心
		远志	气温,能殴惊悸,安神镇心,令人多记
	发狂大便实	大黄	见诸积类
		芒硝	苦寒,实热积聚,蠲痰润燥,疏通便秘
头类	头左痛	川芎	风痫疾类
		当归	见风类
	头右痛	人参	味甘,大补元气,止渴生津,调荣养卫
		黄芪	性温,收汗固表,托疮生肌,气虚莫少
	头风痛	藁本	气温,除头巅顶,寒湿可祛,风邪可屏
		白芷	辛温,阳明头痛,风热瘙痒,排脓通用
	头诸痛	蔓荆子	味苦,头痛能医,拘挛湿庳,泪眼堪除
	伤寒头痛	羌活	见风类
		川芎	见痫疾类
	眩晕	川芎	见痫疾类
		天麻	味辛,能祛头眩,小儿惊痫,拘挛瘫痪

续表

类别	病名	主药	药解
耳类	耳鸣	当归 龙胆 芦荟	见风类 苦寒,疗眼赤疼,下焦湿肿,肝经热烦 气寒,杀虫消疳,癫痫惊搐,服之立安
	鼻中 生疮 鼻寒 声重	黄芩 防风 荆芥	见泻火类 见风类 味辛,能清头目,表汗祛风,治疮消瘀
	鼻渊	辛夷仁	味辛,鼻寒流涕,香臭不闻,通窍之剂
眼类	眼肿	大黄 荆芥	见痢疾类 见鼻类
	眼中 云翳	白豆蔻	见疟疾类
	翳障	蒺藜 木贼	味苦,疗疮瘙痒,白瘢头疮,翳除目朗 味甘,益肝退翳,能止月经,更消积聚
	内障 昏暗	熟地黄	微温,滋肾补血,益髓填精,乌须黑发
牙舌 咽肺 类	牙痛	石膏 升麻	见泻火类 见气类
	口舌 生疮	黄连	见热类
	咽喉 肿痛	桔梗 甘草	见气类 甘温,调和诸药,灸则温中,生则泻火
	肺痈 肺痿	薏苡仁	味甘,专除湿痹,筋节拘挛,肺痈肺痿

续表

类别	病名	主药	药解
胸腹类	胸膈膨闷	桔梗	见气类
		枳壳	见痢疾类
	心下痞闷	枳实	见诸积类
		黄连	见热类
	懊憹	栀子	见热类
		豆豉	寒能除懊憹伤寒头痛,兼理瘴气
	嘈杂	姜炒黄连	见热类
		炒栀子	见热类
	痞满	枳实	见诸积类
		黄连	见热类
	胀满	大腹皮	微温,能下膈气,安胃健脾,浮肿消去
		厚朴	苦温,消胀除满,痰气泻痢,其功不缓
	腹痛	芍药	见泻火类
		甘草	见牙舌咽肺类
	腹冷痛	吴茱萸	辛热,能调疝气,脐腹寒痛,酸水能治
		良姜	性热,下气温中,转筋霍乱,酒食能攻
	心胃痛	炒栀子	见热类
	宽中	砂仁	性温,养胃进食,止痛安胎,通经破滞
		枳实	见诸积类

续表

类别	病名	主药	药解
诸痛类	止诸痛	乳香 没药	辛苦,疗诸恶疮,生肌止痛,心腹尤良 温平,治疮止痛,跌打损伤,破血通用
	腰痛	杜仲 破故纸	辛温,强筋壮骨,足痛腰疼,小便淋漓 温,腰膝痛酸,兴阳固精,盐酒炒用
	胁痛	白芥子 青皮	见痰类 见风类
	手臂痛	薄荷 羌活	味辛,最清头目,祛风化痰,骨蒸宜服 见风类
	肢节痛	羌活	见风类
	遍身痛	苍术 羌活	见气类 见风类
	诸痛在上者	桔梗 羌活 桂枝 威灵仙	见气类 见风类 见汗类 苦温,腰肚冷痛,消痰痃癖,风湿皆用
	在下者属湿	牛膝 木通 防己 黄柏	见虚弱类 见泻火类 气寒,风湿脚痛,热积膀胱,消痈散肿 见泻火类

类别	病名	主药	药解
虚弱类	虚烦	竹叶	味甘,退热安眠,化痰定喘,止咳消烦
		石膏	见泻火类
		竹茹	止呕,能除寒痰,胃热咳哕,不寐安歇
	下元虚弱	牛膝	味甘,除湿痹痿,腰膝酸痛,小便淋漓
		木瓜	味酸,湿肿脚气,霍乱转筋,足膝无力
	痿躄	人参	见风类
		黄芪	见汗类
	疝气	小茴	性温,能除疝气,腹痛腰痛,调中养胃
		川楝子	味苦,膀胱疝气,中湿伤寒,利水之剂
	遗精	龙骨	味甘,梦遗精泄,崩带肠痛,惊痫风热
		牡蛎	微寒,涩精止汗,崩带胁痛,老痰祛散
	内伤元气	参芪	人参见风类。黄芪见汗类
		甘草	见咽喉类
	脾胃虚弱	白术	见泻泄类
		山药	甘温,理脾止泻,益肾补中,诸虚何怕
	健忘	远志	气温,能殴惊悸,安神镇心,令人多记
		石菖蒲	性温,开心利窍,去痹除风,出声至妙
二便类	大便闭	大黄	见诸积类
		芒硝	见癫狂类
	小便闭	木通	见泻火类
		车前子	气寒,溺涩眼赤,小便能通,大便能实

续表

类别	病名	主药	药解
妇科类	妇人诸病腹痛	香附 吴茱萸 香附	见诸积类 见胸腹类 见诸积类
	经闭	桃仁 红花	甘寒,能润大肠,通经破瘀,血瘕堪尝 见诸积类
	血崩	炒薄黄	味甘,逐瘀止崩,补血须炒,破血宜生
	带下	炒干姜	味辛,表解风寒,炮黄逐冷,虚热尤堪
	安胎	条芩 白芍	见热类 见泻火类
	产后虚热	炒黑干姜	见妇科类
	产后恶露不行	益母草	甘,女科为主,产后胎前,生新去瘀
	难产	川芎 当归	见痢疾类 见痢疾类
	乳汁不通	穿山甲	见疮类
	吹乳	白芷 贝母	见头类 见痰类
儿科类	小儿疳积	芦荟 蓬术	见耳类 见诸积类
	小儿惊风	朱砂	味甘,镇心养神,驱邪杀鬼,定魄安魂

续表

类别	病名	主药	药解
疮类	痔疮	黄连 槐角	见热类 味苦,阴疮湿痒,五痔肿疼,止涩极莠
	发背	槐花	味苦,痔漏肠风,大肠热痢,更杀蚘虫
	恶疮	贝母	见痰类
	鱼口	川牛膝 川山甲	见诸痛类 见妇科类
	臁疮	轻粉 黄柏	性燥,外科要药,杨梅诸疮,杀虫可托
	痈疽	金银花	甘,疗痈无对,未成则散,已成则溃
	疔疮	白矾	味酸,善解诸毒,治症多能,难以尽述
	疳疮	五倍子	苦酸,疗齿疳䘌,痔涌疮脓,兼除风热
	杖疮 跌伤	童便 好酒	见咳嗽类 酒通血脉,消愁遣兴,少饮壮神,过则伤命
	疥疮	白矾 硫黄	味酸,善解诸毒,治症多能,难以尽述 性热,扫除疥疮,壮阳逐冷,寒邪敢当
	诸疮 肿毒	连翘 牛蒡子	苦寒,能消痈毒,气聚血瘀,湿热堪逐 辛,能除疮毒,瘾疹风热,咽疼可逐
	癫狗咬伤	斑蝥	有毒,破血通经,诸疮瘰疬,水道能行
	杨梅	土茯苓 (一名仙 遗粮)	利湿,分消皆胃邪留下部,舒筋定痛,多因毒伏经中，以能制轻粉之留邪入胃通肝及肾,故为治下疳之良剂,性平味淡而甘,可助土以强脾,藕遗粮而当谷
	便毒	穿山甲 土鳖子	见鱼口 甘温,能追疮毒,乳痈腰疼,消肿最速
	败脓不去	白芷	见头类
	诸毒初起	艾火 灸之	

类别	病名	主药	药解
疮类	中砒毒	豆豉 蚯蚓	见胸腹类 气寒,伤寒温病,大热狂言,投之立应
	蛇咬伤	白芷	见头类
	诸骨 哽喉	狗涎 频服	
	汤烫 火烧	白矾 大黄	味酸,善解诸毒,治症多能,难以尽述 见痢疾类
	犬咬伤	杏仁 甘草	见咳嗽类 见牙舌咽肺类
	中诸毒	香油灌	
	癜风	蜜陀僧	咸,止痢医痔,能除白癜,诸疮可治
	脱肛	升麻 柴胡	见气类 见泻火类
	结核 瘰疬	夏枯草	苦,瘰疬瘿瘤,破瘕散结,湿痹能瘳
	发斑	玄参 升麻	见泻火类 性寒,清胃解毒,升提下陷,牙痛可逐
消渴 生津 类	消渴	开花粉	寒,止渴祛烦,排脓消毒,善除热痰
	生津液	人参 五味 麦冬	见风类 见咳嗽类 甘寒,解渴祛烦,补心清肺,虚热自安
	发渴	石膏 知母	见泻火类 见泻火类
湿类	中湿	苍术 白术	甘温,健脾燥湿,发汗宽中,更祛瘴疫 见痢疾类
	脚气 湿热	苍术 黄柏	见中湿 见火类

续表

类别	病名	主药	药解
寒类	中寒阴证	附子	见补类
		干姜	见妇科类
暑类	中暑	香薷	味辛,伤暑便涩,霍乱水肿,除烦解热
		扁豆	微凉,转筋吐泻,下气和中,酒毒能化
	霍乱	藿香	辛温,能止呕吐,发散风寒,霍乱为主
		半夏	味辛,健脾燥湿,痰痿头痛,嗽吐堪入
呕逆类	呕吐	姜汁	见痰类
		半夏	见诸积类
	咳逆	柿蒂	平呃除寒,按柿蒂苦温性降入胃腑,治呃逆之因于寒者有收束之意也。古方单用柿蒂煮汁饮之,取其苦温能降逆气也
	吞酸	苍术	见湿类
		神曲	味甘,开胃进食,破结逐痰,调中下气
黄类	发黄黄疸	茵陈	味苦,退疸除黄,泻湿利水,清热为凉
		栀子	性寒,枯泻解郁,降烦,吐衄胃痛,大降小便
		茵陈	见上
水肿类	水肿	猪苓	味淡,利水通淋,消肿除湿,多服损肾
		泽泻	苦寒,消肿止渴,除湿通阴,汗自遏
半身不遂类	半身不遂	何首乌	甘,添精种子,黑发悦颜,阴兴阳起
		川草乌	大热,搜风入骨,湿痹寒疼,破积之物

第一节 论病有对待,药亦有对待

有热病即有寒病,有湿病即有燥病,以及表里虚实,莫不对待。

故无论何病，皆有寒热燥实表里之异。执一书而谓道尽于是，执一方而谓治无他法者，未能透彻至理者也。是以用药之误，每误于病状相同。同一肝风抽搐也，而虚甚与热极异。同一肺痨咳嗽也，而湿甚与火灼异。同一胃虚不食也，而阳亏与阴亏异。同一腹滞作痛也，而寒郁与热郁异。以及血有寒瘀热瘀。便有阳秘阴秘。诸如此类，不胜枚举，何以辨之，亦先辨诸体气而已。曾论人生体气，实分四种，已载前篇。盖天地之气，不外寒热燥湿，即人身应之，亦不外湿热、燥热、寒湿、寒燥四种，既有是病，亦有是药，病皆对待，药亦皆对待。

一、解表：有辛温解表之荆、防，即有辛凉解表之前、蒡。

二、重镇：有甘温重镇之紫石英，即有甘寒重镇之代赭石。

三、疏气：有温疏气之木香、豆蔻，即有凉疏气之郁金（辛苦而寒）、香附（辛苦气温）。

四、降气：有温降气之苏子沉香（诸香皆燥，唯苏子独润，为虚劳咳嗽要药，性能下气，胸膈不宁）、沉香，辛温，（其烈肺脾肾气分药）即有凉降气之白前（白前色白，性寒，长于降气）、兜铃。

五、补血：有温补血之当归、炙草，即有凉补血之生地、白芍。

六、破瘀：有温破瘀之桃仁、红花，即有凉破瘀之夜明砂（夜明砂辛苦咸寒，入肝破血消滞）、生卷柏（卷柏甘苦而寒，芳香而燥）。

七、噎膈：有寒症噎膈之高良姜（高良姜辛大温无毒，子名红豆蔻、缩砂仁，即有热症噎膈之青竹茹、代赭石。

八、水肿：有凉消水肿之防己（防己辛苦而寒木防偏于治上治风，汉防己入下焦，泻膀胱血分湿热）、赤小豆（甘酸而平，消水行血），即有温消水肿之椒目（椒目色黑味苦，入肾活水）、杉木片（杉木辛温，开发心胀腹满，脚气肿痛）。

九、杀虫：有寒杀虫之芜荑（芜荑辛平无毒，去三虫化食）、苦楝，即有温杀虫之榧子（榧子肺家果也，性温散气，故能去腹中邪气，三虫诸痔）、川椒。

十、成痹：有寒湿成痹之苍术、姜黄，即有湿热成痹之萆薢（萆薢性温，直趋膀胱，温补下焦，患淋浊妾）忌防己。姜黄，辛少苦多，热不冷，片姜黄能入手臂治痛兼理血中之气。

十一、子宫：蛇床，主妇人胪中肿痛有子宫寒冷之蛇床、续断：苦微温，久服暖子宫，即有子宫瘀热之诸腻、槐实（槐实益肾清火，与黄柏同类异治）。

十二、疝气：有寒湿疝气之小茴香、天香藤（天香藤苦温疏气活血，治风劳腹痛妊娠水肿。集效方天仙藤一两，好酒一盏，煎半盏服之，治疝气作痛神效），即有温热疝气之川楝子、海蛤粉。

十三、消渴：有热症消渴之天花粉、地骨皮，即有寒证消渴之枸杞子，原蚕茵。蚕味辛咸，性温属火治消渴证或取蚕之食不饮耳。

十四、食滞：有温消食滞之神麴、山楂炭，即有凉消食滞之荞麦粉、荸荠粉，山楂味酸甘气治肝脾血分等。

十五、便秘：有寒通大便之芦荟珠砂丸，即有温通大便之半夏、硫黄丸，有润通大便之郁李仁、海松子，即有燥通大便之皂荚实、丁香柄。芦荟除邪退热能润下，性味苦寒，明日凉肝可杀石消除疳积。海松子甘润益肺，清心止咳润肠兼麻仁、柏子之功，温中益阴之效，心肺燥痰干咳之良药，郁李仁辛平无毒。

第二节　专主一证之要药

一、腰痛：如肝肾虚寒，腰痛用杜仲。肝肾虚热腰痛，用女贞。

二、膀胱：膀胱气寒不化，溺闭用肉桂，膀胱气热不化溺闭，用知母。知母苦甘寒无毒，下则润肾，燥而滋阴，上则清肺热。

三、脊痛：阳虚劳损脊痛，用鹿角胶，阴虚劳损脊痛用猪脊髓。

四、乳痈：凉消乳痈用蒲公英。温消乳痈用橘叶汁。

五、劳虫：凉杀劳虫用明目砂，温杀劳虫用水獭肝。

六、肝风：凉定肝风用羚角，温定肝风用肉桂。

七、内风：凉散内风用嫩钩藤，温散内风用明天麻。

八、郁疹：热郁发疹，用蝉衣、牛蒡。寒郁发疹用柽柳（柽柳俗名西河柳，独入阳明，其功专发麻疹）棉纱。

九、呕吐：热体呕吐，用竹茹、芦根，寒体呕吐用丁香、柿蒂。

十、流涎：胃热流涎用子芩，脾寒流涎用丁香、柿蒂，脾寒流涎用益智。

十一、眩晕：阴虚眩晕用菊花、黑芝麻，阳虚眩晕用山茱萸、鹿角霜。滋肝木之阴，降心包之火。黑芝麻填髓脑。

十二、脚气：湿热脚气用防己、赤小豆，寒湿脚气用槟榔、杉木片。

十三、胁痛：热郁胁痛，用广郁金、川楝子，寒郁胁痛用归横须、苏子霜。

十四、阳痿：虚寒阳痿用阳起石、鹿茸。虚热阳痿用女真实、石斛。

十五、嗜卧：热体肝火郁胃，困倦嗜卧用生地、青黛。寒体脾湿自困困倦嗜卧用香芷、苍术。

十六、痰病：

（一）湿热为痰用黄芩、胆南星。

（二）燥热为痰用花粉、竹沥。

（三）寒湿有痰用陈皮、半夏。

（四）寒燥有痰用姜汁、白芥。

十七、肾病：

（一）肾经湿热用黄柏、知母。

（二）肾经寒湿用茴香、附子。

（三）肾经燥热用龟板、黑豆。

（四）肾经寒燥用苁蓉、胡桃。

试举一证一脏为例，余可类推，诚能自儆知一不知二之弊。庶几同一肝燥不致以治寒燥之枸杞、当归，误治温燥。同一胃湿不致以治寒湿之草果、肉蔻，误治湿热乎。庶几热体胎动之黄芩、苎麻根，寒体之艾叶、杜仲。热体邪迷之朱砂、白薇，寒体邪迷之龙齿、雄黄。热体遗精之牡蛎、决明，寒体遗精之桑螵、益智。热体崩漏之侧柏、蓟根，寒体崩漏之乌贼、禹粮。热体通络之丝瓜络、竹沥，寒体通络之白芥、乳香。热体肺虚之沙参，寒体肺虚之人参。热体心液亏之柏子仁、麦冬心，寒体心液亏之龙眼肉炒枣仁，均不致混用乎。唯是此篇所举，皆寒热对待者，燥湿未备也。攻补升降、滑涩、散敛、通塞更未及也。皆不可以混用者也。何可依稀仿佛，抄袭成篇，反咎方之无效也哉。

以上系辨体质以察病因，就病因而再用药，实治病总诀。